陆军军医大学人文社会科学重点课题
重庆市社会科学规划项目

汉语医患会话言语特征研究

罗　茜　冯正直　著

U0352021

科学出版社
北　京

内 容 简 介

　　医患会话通过医患双方一系列的信息交换推进，医生通常用提问的方式开始话题，转换话题并进行信息交换。他们会根据不同的信息需求和对患者回答情况的推断，以及患者回答能力的评估，选择不同的提问方式。本书在系统功能语法语气系统的框架基础上，从语气选择，特别是疑问语气选择，疑问句句末语气词选择和语气隐喻的角度阐明医患会话的语言特征及其人际意义的表达，进而为改善医患关系、搭建良好的医患沟通提供可操作性的建议。

　　本书可供医学语言学研究的本科生或研究生使用，也可供临床医生使用。

图书在版编目（CIP）数据

　　汉语医患会话言语特征研究 / 罗茜, 冯正直著. —北京：科学出版社，2018.6

　　ISBN 978-7-03-057516-6

　　Ⅰ.①汉… Ⅱ.①罗… ②冯… Ⅲ.①医药卫生人员-语言艺术-技术培训-教材 Ⅳ.①R192

　　中国版本图书馆 CIP 数据核字(2018)第 107919 号

责任编辑：王锞韫　胡治国 / 责任校对：郭瑞芝
责任印制：张欣秀 / 封面设计：王　融

科 学 出 版 社 出版
北京东黄城根北街 16 号
邮政编码：100717
http://www.sciencep.com

北京建宏印刷有限公司 印刷
科学出版社发行　各地新华书店经销
*

2018 年 6 月第 一 版　开本：787×1092　1/16
2018 年 6 月第 一 次印刷　印张：9
字数：250 000

定价：65.00 元
（如有印装质量问题，我社负责调换）

序

罗茜博士的新作《汉语医患会话言语特征研究》即将面世，我受邀作序，很是高兴。这是她花了多年工夫，在收集大量一手语料的基础上完成的著作，值得向读者推荐。

在当前医患矛盾尖锐的背景下写一篇关于医患沟通现状的"书序"，心情多少有些复杂。在人们不断诉求高质量的诊疗质量和医护环境时，药价虚高、医生与药商联系过于紧密、医院与医疗相关企业利益输送等一系列问题层出不穷，各种矛盾共同形成了中国式的医患矛盾。

为什么医患间的矛盾愈演愈烈？在探究其根源——媒体、医院、医生、患者以及相关规制时，无法回避的是医患关系的直接主体——医生和患者。在门诊短暂的诊疗中，医生和患者的交际互动至关重要。医生或患者的话语要么促进交流与理解，形成良性循环；要么阻碍交流与理解，造成更深的矛盾。新闻媒体所报道的医患纠纷举不胜举，这很大程度上是交流不当导致的。

语言是心理的一种重要表达途径，语言表达是自我心声最直接的表现。一个人说话时声音的强度、语气、语速、选词用句等都是其表达心理（尤其是极端情绪）的重要途径，也是受话方能产生什么样的反应的重要因素。正所谓察言观色、言为心声。言语互动作为重要的人际互动，不但能实现特定的言语功能，而且能帮助调节社会生活中人们的行动及心理状态。可见，医患会话研究是一项有高度社会敏感性而又十分复杂的课题，这类研究本身极其重要，具有显著的社会应用价值和实践意义。

罗茜博士从系统功能语法之语气、人际功能、人际意义等角度，抽丝剥茧，运用大量医患会话实例，探索其特有的言语特征。通过对言语特征的深度分析和系统归纳，为良好的医患会话沟通提供操作性强的会话指南，可以直接用来帮助医学院校的学生和临床医生在临床诊疗中提升语言沟通技巧。该书特别可贵之处在于，全部语料来自医生和患者的真实对话，这能最大限度地保证研究结果的生态性。从理论上看，该研究对系统功能语法的语气研究也有一定的补充作用。

缓解医患矛盾、减少医患纠纷不能只停留在宏观的研究层面，更不能依靠喊口号来解决，必须得深入工作场景专题探究，这样才能为解决问题提供切实可行的建议和指导。该书就是这样一项专题研究。希望读者能从该书中感受到作者的专注与认真探索之精神，以及作者力图在改善医患关系上作出的语言学层面的贡献。

杨炳钧

2017 年 11 月 14 日于上海

前 言

"医患会话"指医生与患者（包括患者家属）在患者就诊期间进行的口头会话，包括患者住院期间医生与患者（包括患者家属）的口头会话。医患会话被视为两个最基本的治疗要素之一，即通过会话能建立良好的医患关系，达到治疗的目的。

20 世纪 70 年代 Byrne 和 Long 进行了关于医患关系的开创性研究，基于 2500 份初期医疗治疗录音，出版了 *Doctors Talking to Patients* 一书，书中详细地分析了医疗诊治的各个阶段，并对每个阶段的医生行为特征做了详尽的研究。随后，医患会话作为机构话语的一个重要组成部分，因其能够反映出医患双方的社会地位、角色、权势、性别、教育背景等诸多因素而越来越受到关注，对医患会话的研究开始大量展开。

国外的医患会话研究成果比较丰厚，研究者重点从社会学尤其是话语分析和语言学视角，对医患会话进行了描述性和实证性研究。我国的医患会话研究起步较晚，研究成果还不丰厚，内容主要涉及会话的语言技巧、医患角色关系对医患会话的影响、医患会话的语言特征等，而且实证性研究较少。

系统功能语言学是一种适用性和可操作性很强的语篇分析理论。系统功能语言学家运用概念意义、人际意义和语篇意义分析词汇语法和语义范式，揭示医患会话的语言特征。医患会话通过医患双方一系列的信息交换推进，医生通常用提问的方式开始话题、转换话题并进行信息交换。他们会根据不同的信息需求、对患者回答情况的推断，以及患者回答能力的评估，选择不同的提问方式。本书在系统功能语法语气系统的框架基础上，从语气选择特别是疑问语气选择、疑问句句末语气词选择、语气隐喻的角度阐明医患会话的语言特征及其人际意义的表达，进而为改善医患关系、搭建良好的医患沟通桥梁提供可操作性的建议。

本书只针对医患会话语言本身进行研究，不考虑外部因素差异。语料来自国内一所三级甲等医院的 12 个科室的门诊医患会话的录音。语料按照内科、外科、专科和中医科分类。内科包括神经内科、消化内科、心血管内科和呼吸内科；外科包括肝胆外科、骨科和普通外科；专科包括妇科、皮肤科和肿瘤科。本书收集医患会话语料 120 个，共计 62 000 字，参与的医生和患者各 120 人；研究者对收集的语料进行了转写，并根据研究需要对语料进行了科学、细致的统计分析，研究发现如下。

第一，医患会话作为机构性会话，其语气选择的频数差异显著，特征鲜明。

（1）陈述语气是各科医生都偏好选择的语气类型，尤其无标记陈述句是医生选择频率最高的句型结构。对于有标记陈述句，医患会话中使用的陈述句句末语气词有"了""哈""吧""啊""嘛""呢""噢""撒""呃""哟"。有标记陈述句虽然具有表达个人情绪和感情的功能，但在医患会话中常常表达出负面情绪，影响了整个会话的融洽，破坏了良好的沟通。患者在陈述语气的选择上特征明显，其陈述语气的选择频数要远远高于其他语气，而且无标记陈述句占绝对优势。

（2）祈使语气虽然不是医患会话中大量使用的语气形式，但其语用功能多样。基于语料分析发现，无标记肯定祈使句是使用频数最高的祈使句类型，尤其在医生给予治疗方案阶段（语步 3）。有标记的否定祈使句是医生选择最少的祈使句类型。有标记的祈使句句末语气词一般有"了""嘛""啊""哈""吧""呃""噢""哟""呢""好吗"。语气强度高的句末语气词，在医患会话祈使句中的频数相对较高，而具有舒缓功能的语气词在祈使句中的频数比率很低。

（3）本书把医患会话的祈使句的语气归纳为两大类十二小类。肯定祈使句语气按照由强到弱是命令、要求、建议、叮嘱、请求、哀求；否定祈使句语气按照由强到弱是禁止、批评、劝阻、提醒、安慰、乞免。从语料来看，医患会话中医生使用频数最高的是表达要求语气的祈使句，其次是表达建议语气的祈使句。

（4）感叹语气是医患会话中使用频数最低的语气类型。这也是作为机构性会话的医患会话的特征之一。医生和患者在信息交换的过程中，鲜有表达夸张或强烈情感的机会。

第二，疑问语气的研究是研究医患会话的核心。疑问语气的总使用频数要高于陈述语气，这是医患会话的鲜明特征。疑问语气在医患会话中的使用，不仅是获取信息的需要，也是医生诊疗的重要手段。

（1）无论在哪个科室，在哪个语步，是非问都是医生疑问语气的首选，特指问其次，选择问最少。内科、外科和专科对三种问句类型的选择情况类似——有差异，但不是特别显著。唯有中医科的是非问句使用频数与特指问句、选择问句的使用频数差异特别显著。中医科的是非问使用频数要远远高于其他两种问句类型。

（2）是非问中的"吗"问句、非"吗"问句和附加问句的使用情况出现了较显著差异。最典型的是非问——"吗"问句的使用频数最高，尤其在医生进行诊断的阶段（语步 2），具有协商和使语气委婉功能的附加问句使用频数最低。但无论哪种是非问，都减少了交际中医生和患者的对话性，不给患者明显的机会去提问或增加任何新的信息，这是医生主动性在会话中的体现。

（3）医生选择特指问最多的是诊断阶段（语步 2），最少的是治疗阶段（语步 3）。

（4）选择问句里的列项选择问和正反/反复问使用频数整体偏低，尤其是列项选择问使用频数最低。在会话中，医生更倾向于正反的"有"或"没有"的提问，而不是给患者选择项，这样使得自己提问的目的性更强，主导性更强。

（5）从语步的角度，治疗阶段（语步 3）是最体现医生学术权威和权势的阶段。在这一阶段，医生的提问很少，而且其少使用开放式提问，压缩了患者的回答空间。

（6）患者的问句使用频数要远远低于医生，但其各问句的选择情况和医生相似，是非问是患者的首选，选择问使用的频数最低。患者在会话中不是信息的索取者，而是信息的提供者和接受者，他们选择疑问语气的机会很少，这也体现了患者在会话中的被动、从属地位。

第三，虽然疑问语气词不是疑问语气必需的，但它是实现疑问语气的重要手段之一，也是表达人际意义的重要资源。疑问语气词有很大的语境依赖性，因此语境不同其表达的人际意义也有很大差异。

（1）医患会话中常用的句末疑问语气词包括"啊""吧""呢""吗"，以及受方言和前词变音影响非典型疑问语气词结尾的"哈""噢""噻""哟""嘛"。医生使用句末带有疑问语气词的问句比率几乎占到了一半。

（2）各个科室中，"吗"疑问语气词使用的频数最高，"吗"的高频使用意味着医生在会话中通常倾向于使自己的语言不带有倾向性和感情色彩，而是仅就需要的信息客观提问。这虽然的确能使医生的语言显得客观、正式，能增加患者的信任度，但这也无疑会拉大医患之间的距离，使医患关系备显机械、冷漠。

（3）疑问语气词"呢"和"啊"在医生提出治疗方案的阶段（语步3）使用频数最低。

（4）因为疑问语气词有很大的语境依赖性，因此疑问语气词"吧""呢""啊"在会话中表达的人际意义对语境依赖很大。在医患会话中，它们常会产生不厌烦、不满、责备等负面情绪。

第四，隐喻是医患会话中医生表达人际意义的重要手段。

（1）医患会话中医生的附加疑问句的语用功能主要有以下四种：①信息确认功能。医生为了信息的准确，用附加疑问句去证实信息的是与否，不但有效，而且在信息确认的过程中委婉而有礼貌。②询问功能。附加疑问句具有询问功能，通常被医生使用在询问社会-病史情况阶段（语步1），和询问病症阶段（语步2）。虽然是有疑而问，但因为其附加疑问部分的参与，使得会话委婉很多。③强调功能。具有强调功能的附加疑问句，是医生为了强调自己给出的信息，加强语气，提醒患者关注而使用的。④弱化建议/要求功能。附加疑问句可以使指令的语气强度减弱，增加指令的商讨性。因此附加疑问句在医患会话中的使用，扩大了医生与患者的对话性，给患者留有更多的回答空间。

（2）反问句语气在医患会话中使用很少。反问的强度越大，表达的负面情绪就越强。隐含的不满和责备的负面情绪破坏了整个会话的和谐，不利于医生和患者间形成良好的沟通。

（3）投射是人际意义表达的重要途径。医患会话中的人际投射使用频数很低。医生会把建议和命题显性主观化，以此扩展话语的对话空间，为患者提供更宽松的空间，但使用的频数不高。更多的时候，医生采用无人称投射方式将显性主观性客观化，压缩了可对话空间，减少与患者的协商，达到了让患者更易接受命题和建议的目的。

本书是基于系统功能语法语气系统的对医患会话言语特征进行的研究。我们发现，在我国的医患会话中，医生始终处于会话的核心、主导地位，而患者是会话的配合者，处于被动的地位。在这种地位不平等的会话中，既要充分提高诊疗的有效性，又要避免医患间的不良沟通而引起的医疗纠纷，就需要医生在会话中，掌握医患会话的特点，考虑患者的心理感受，了解患者的心理状态，使用有效的沟通方式。

作　者

2018 年 1 月

目　　录

第一章

导　论

第一节　基于语气系统的医患会话研究问题

20 世纪 70 年代，Byrne 和 Long（1976）进行了关于医患关系的开创性研究，他们基于 2500 份医疗治疗录音，出版了 *Doctors Talking to Patients* 一书，书中仔细地分析了医疗诊治的各个阶段，并对每个阶段的医生行为特征做了详尽的研究。之前不考虑患者个体和病史的非人性化诊治及单一的身体检查，开始被医疗工作者重新审视（Shorter，1985），医患交流的研究开始兴起（如 Kleinman，1978；Roter，1977）。"医患会话"通常指医生与患者（包括患者家属）在患者门诊就诊期间所进行的口头会话，包括患者住院期间医生与其的口头会话。作为机构性话语的一个重要组成部分的医患会话，被视为两个最基本的治疗要素之一（Roter & Hall，2006），即通过会话不但能建立良好的医患关系，促进医患交流的有效进行，而且能起到治疗疾病的作用（Roter & Hall，1992）。随着对诊疗质量要求的不断提高，医患会话受到了越来越多的关注，由此对医患会话的研究也大量展开（如 Roter & Stweart，1989；Ong et al.，1995；Roter & Hall，2006；Meeuwesen，2007；Bertakis，2009；Heritage & Clayman，2010）。

语气是 Halliday 功能语法人际意义模块的两个中心元素之一（另一个是情态）。"交换"的进行主要和语气有关，语气在会话中是人际意义的"句法"。它是实现人际意义的重要途径，它是会话参与者建构人际意义的语法资源。在会话中，会话参与者选择不同的语气，就体现了会话者的不同态度，实现了不同的人际意义。Halliday 指出，最基本的语气类型是直陈语气和祈使语气，在直陈语气中他重点提到了疑问语气，疑问语气主要实现信息的确认和索取功能。疑问语气的表达形式是提问，提问是四种最基本的言语功能之一（另外三种是提供、命令、陈述）（Halliday & Matthiessen，2004）。提问具有恳求信息、确认信息的功能（Halliday & Matthiessen，2004；Hultgren & Cameron，2010），以及为听者提供应答机会的功能（Halliday & Matthiessen，2004）。医生的专业知识常常使得他们在医患交流中成为话题的控制者和推动者，从而在会话中居于主导位置。医生在会话中的主导地位使得他们常成为研究的重点（Kern et al.，1989；Beisecker，1990；Branch et al.，1991；Maseide，1991；Ten Have，1991；Brody，1992；Smith et al.，1998；Meeuwesen et al.，2007）。而使医生居于主导地位的重要手段就是提问，它是医患交流的重要环节。提问不但是医生信息获取的主要渠道，也是医生用于治疗的重要手段之一，它是医患会话中非常重要的组成部分（Frankel，1979，1984；Ten Have，1991；Dorr，et al.，2006；Katz，2007；Graber，2008）。对医生提问的研究不但是医患会话特征研究的关键，而且能增强对医生信息需要的了解，提高患者提供信息的能力，从而促进医患更有效的交流，帮助提高诊疗的效率。

汉语虽然有自己鲜明特征的语言，但它也具有语言的普遍规律。汉语医患会话亦能够反映出医患双方的社会地位、角色、权势、性别、教育背景等诸多因素，而且能直接影响诊疗效果。对医生和患者的语气选择，尤其是疑问语气选择、句末疑问语气词选择和隐喻选择及其人际意义表达的研究，是基于语气系统深入研究医患会话必不可少的内容。对汉语医患会话的研究，能帮助把握我国医患会话的语言特征，促进医患沟通和提高诊疗质量。总之，医患会话本身是一个十分复杂的过程，对它的研究也较难以把握，但为了提高诊疗的质量和效率，改善医患关系，减少医疗纠纷，对医患会话的研究又具有很深远的意义。

第二节　我国医患会话研究背景

"良言一句三冬暖，恶语伤人六月寒。"从古至今都有很多语言及其效价影响的典故，如《三国演义》中的经典桥段"诸葛亮三气周瑜"，导致周瑜气极，旧病复发，当场吐血而亡。到现代，医疗水平提高了，医疗纠纷数量却不断攀升，2006～2015 年全国医疗纠纷从 1000 多起，逐年递增到 10 000 多起。而且医疗纠纷引发的伤医事件更加深了医患矛盾，据丁香园官方数据统计显示，2009～2015 年 4 月，我国发生的严重暴力伤医事件超过 600起。为什么医疗条件好了，医患矛盾却不断增加呢？简而概之有三方面的原因：①社会；②医院（包括医生、护士、管理人员等）；③患者。其中来自医院和患者共同的主要原因，就是医患沟通不畅。据中国医师协会统计，90%以上的医患纠纷实际上是由沟通不畅造成，其中一个突出的现象就是医生"不会说话"。

语言的不和谐会激活负面情绪加工，负面情绪会诱发身体疾病，直接影响其病情发展和康复，或导致冲突的行为。效价是依据正负性情绪的分离激活（Revelle & Loftus，1992）。我国目前的医患关系敏感，医疗纠纷不断，甚至出现医闹和严重伤害医生的恶劣现象。究其产生的根源，相当一部分矛盾的产生和升级都是因为医患双方语言使用不当、沟通不畅，从而导致医生和患者的误解加深、矛盾加剧。因此，为了建立良好的医患沟通环境，减少医患矛盾，避免伤医事件发生，医生就应该具体了解什么样的语言会激活患者的负性情绪，从而诱发疾病或导致冲突的行为；什么样的语言会激活患者的正性情绪，帮助问诊更有效进行。

基于对医患沟通的高度重视，国外医学院把对医学生的医患沟通能力培养放进了课堂，开设了专门课程。而我国医学生的医患沟通能力培养还处于起步阶段，没有专门的课程设置，只是偶以讲座的形式作比较宽泛的培训。因此，从临床医生的实践和对医学生培养的角度，都亟待科学、具体地掌握医患对话特征，把握医患会话言语特征，为进一步研究效价如何影响患者的情绪加工，最后建立可操作的对话手册，帮助医务工作者掌握对话技巧，建立良好沟通提供研究基础。

本书结合我国医患会话实际，通过真实语料，从系统功能语法的语气系统的视角探讨医患会话中人际意义建构的实证性研究。本书将总结汉语医患会话的语言特征，为和谐、良好的医患会话提供理论和实证支持。具体而言，本书拟回答以下四个问题。

（1）医生和患者的语气选择特征是什么及其如何表达人际意义？

（2）医生和患者的疑问语气选择特征是什么及其如何表达人际意义？

（3）医生和患者句末疑问语气词的选择特征是什么及其如何表达人际意义？

（4）医患会话中的语气隐喻如何表达人际意义？

通过定性和定量分析相结合，从系统功能语法的语气系统视角，重点分析我国医生和患者在门诊会话中的语气选择，尤其是疑问语气选择、句末疑问语气词选择和语气隐喻选择的特征，进而研究我国医患关系中人际意义的建构，期望为我国医患会话研究的理论建构提供借鉴。同时，采用汉语真实医患会话为语料，通过录音、转写等形式客观、科学地记录语料，运用国外先进的语言学原理分析汉语医患会话，能更有效地把握我国医患会话的言语特征，为建立良好、和谐的医患沟通环境提供可操作性的实践支持。

第三节　医患会话研究路径

本书所选取的语料来自国内一所三级甲等医院的 12 个科室的门诊医患会话，包括皮肤科、神经内科、消化内科、肝胆外科、妇科、心血管内科、呼吸内科、肿瘤科、急诊科、骨科、普通外科和中医科。按照学科特点将这 12 个科室归纳为内科、外科、中医科和专科。语料来源医院的诊疗室保证一医一患一诊室原则（1～2 名患者家属可以陪同，其他患者需在门外等候），尽量减少了外界语言的干扰，保证了语料的真实性和自然性。

第一阶段，语料采集。

按照 Have 的会话分析工作模式，首先用录音笔随机持续地记录 12 个科室的门诊医患会话。参与的医生和患者各 120 名，语料按照内科、外科、专科和中医科归类。录音采集后，须征得医生和患者的使用同意，保证参与者的会话记录与任何有关本项研究结果的公开报告将不会披露医生和患者的个人身份，保证收集的语料仅限于此研究范围。研究收集医患会话语料 120 个，根据 Jefferson（1974）的转写规范，对采集的语料进行转写，并对所有会话进行标注，形成 6.2 万字的语料，并以文档形式保存。

第二阶段，语料分析。

整理转写好的语料，校对语料。根据研究需要对语料做进一步标注和分类。对分类后的语料进行归纳和分析。采用比较研究法，对不同科室不同语步的医生和患者的语气选择特点，尤其是疑问语气选择特点、句末疑问语气词选择特点和语气隐喻进行比较分析，同时对医生和患者的选择特点进行比较分析。所有数据用统计学软件 SPSS 7.0 进行统计分析，并采用卡方检验（χ^2）进行假设检验，根据显著性检验得到 P 值，当 $P<0.05$ 为显著，$P<0.01$ 为非常显著，$P>0.05$ 则视为不显著。从语言运用中探寻其规律，把握我国医患会话中医生和患者的会话特征，研究我国医患会话中人际意义的建构。

本书利用文献研究法，通过梳理、归纳国内外关于会话分析、医患交流和医患会话等文献资料，以 Halliday 的系统功能语法为重要的理论基础，结合医患会话的特质和汉语语言的独特性，对医患会话采用了质性研究和定量研究相结合的研究途径。说是质性研究，因为本书通过对自然情境下的"自然言语"的收集，对医患对话这一机构性话语进行整体性的研究，并在原始数据中形成医患会话独有的语言特征。说是量化研究，因为本书描述了医患会话语料的言语特征，并得出概括性、普适性的医患会话言语特征的结论。

第四节 本书的篇章结构

本书可分为三大部分，八个章节。

第一部分包括前三章。第一章导论从研究背景出发，介绍了本书的选题缘由，引出研究目的。在此基础之上，提出了研究的问题，为本书确立了基本目标。研究方法和研究步骤清晰介绍了数据收集、分析的几个阶段，强调了本书在方法论上的特色。第二章文献综述对国内外医患会话研究和人际意义研究进行了归纳总结，重点对国内外医患会话中提问的研究进行了文献综述，并指出了现阶段国内研究的不足。第三章理论基础回顾了系统功能语言学的确立和发展，阐述了系统功能语言学的理论框架，讨论了人际意义理论、隐喻理论、话语分析理论和概率理论，对本书的理论核心语气系统进行了详细的阐释。结合汉语的医患会话特点，笔者提出了适用于本书的理论框架。

第二部分为第四章至第七章，是本书的核心部分。第四章对医患会话中医生和患者的语气选择特征进行了研究，分别就陈述语气、疑问语气、祈使语气和感叹语气，对医生和患者的选择进行了数据分析和归纳总结。第五章就疑问语气进行了重点研究。按照疑问语气的分类——是非问（"吗"是非问、非"吗"是非问、附加疑问）、特指问、选择问（列项选择、正反问/反复问），结合医患问诊流程的3个语步——社会-病史类提问阶段（语步1），医生诊断阶段（语步2）和医生治疗阶段（语步3），分别对内科、外科、中医科和专科的医生和患者的疑问语气选择特征进行了分析和总结。第六章深入对疑问语气句末语气词的选择进行研究。研究的重点集中在"啊""吧""呢""吗"疑问语气词，对受方言和前词变音影响非典型疑问语气词"哈""噢""嗫""哟""嘛"也进行了讨论。第七章研究医患会话中的语气隐喻。重点讨论了医患会话中疑问语气体现陈述和命令功能中的附加疑问句和反问句，归纳了四种附加疑问句的语用功能：①信息确认功能；②询问功能；③强调功能；④弱化建议/要求功能。

第三部分为第八章，是本书的结论部分。在第四至七章结论的基础上，针对第一章提出的研究问题，进行归纳总结，归纳出医患会话中语气选择，尤其是疑问语气选择、疑问语气词选择以及语气隐喻选择的特征，并分析其表达的人际意义，提出了有益于今后的医患会话人际意义研究的现实启示，同时也指出了研究中存在的一些不足，为后续研究提出了改进方向。

第二章

医患会话研究概述

在一个特定群体中或整个社会中围绕着一个主要话题、争论或主旨所进行的一切谈话和写作称为会话（conversation）（Gee，1999）。生活中大量存在的会话引起了民族方法学、社会语言学、逻辑-哲学、结构功能学和社会符号学等不同学科学者的兴趣。学者在不同的时期运用不同的方法，从各个侧面去探寻和描述语言的工作机制。

会话研究开创性的工作始于 20 世纪六七十年代的美国社会学家，其研究极大地受到社会学家 Harold Garfinkel 的影响——社会成员自己如何认知日常生活，如早期的会话研究者 Sacks、Schegloff 和 Jefferson 等，他们采用实证的方法，结合民族方法学的理论发现会话规律。作为民族方法学的重要分支的话语分析（conversation analysis），兴起于 20 世纪 70 年代，研究的重点是日常会话，因为会话为方法学的疑问提供了特别合适和可行的资源。会话分析者把面对面的对话或者电话上的闲聊之类的会话进行了录音、转写，然后用会话分析的序列结构、话轮转换和会话修正等术语来描述日常会话的序列结构，并结合语境来探讨该会话所表现的意义和功能。会话分析的基本目标是要弄明白发话者想要表达什么，而受话者又是怎么样理解它的意思并做出反应。

近年来，从社会符号学方向进行的会话研究日趋增多，它交叉了语言学和批评文化理论，如批评语言学（critical linguistics）（Fowler，1979）和批评话语分析（critical discourse analysis）（Fairclough，1989）。语用学原理也被广泛运用于分析会话，最基本的语用学分析会话的途径是 Grice 的合作原则（cooperative principle），它不仅寻求解释会话者如何决定下一步的话语，而且能解释前一会话者的言语内容。

第一节　不同视角的医患会话研究

Ong（1995）总结了医患会话的三个主要目的：①建立良好的人际关系；②交流信息；③制定治理方案。由此可见，医患会话不但是为了信息的需求，也是最基本的治疗要素之一（Roter & Hall，2006）。具体地说，通过有效的会话能建立良好的医患关系（Roter & Hall，1992），能提高患者对诊疗的理解并产生正效应（Elwyn，et al.，2003），也能促进患者更好地执行诊疗方案（Haynes，Mckibbon & Kanani，1996）。医患会话的效果常常直接关系着患者的满意度（O'Keefe，2001）。Garling（2008）曾强调说："患者和医疗工作者间的良好会话可以减少患者在医院就诊期间的许多问题。医患间良好的沟通能减少错误和产生更佳的诊疗效果。"

国外的医患会话研究成果颇丰，研究者重点从社会学尤其是话语分析和语言学视角对医患会话进行了描述性和实证性研究。我国的医患会话研究则起步较晚，从 CNKI 检索结果看，包括期刊和硕士、博士论文尚不足 100 篇，研究成果不多，大多借鉴了国外的研究视角和方法，内容主要涉及会话的语言技巧、医患角色关系对医患会话的影响、医患会话的语言特征等。社会学和语言学视角对会话的分析有很大的差异。社会学家是研究如何进行会话，认为会话能透视社会生活；而语言学家则研究语言如何建构以产生会话，认为作为社会生活资源的会话可以帮助发现语言的本质。

一、社会学视角的医患会话研究

从社会学视角对医患会话进行的研究占相当大的比例（如 Kleinman，1978；Penn. et al，1995；Ramirez，2003；Schouten & Meeuwesen，2006，Meadors & Murray，2015）。社会学视角下的医患会话研究主要归纳为过程研究和微观研究。过程研究用定量分析对患者的行为进行编码和分类，进而对医患交际过程进行社会心理分析，研究医患言语行为对诊疗过程的影响（如 Francis，Korsch & Morris，1969；Freemon et al.，1971，Meadors & Murray，2015）。如 Roter 和 Hall（2006）对医患会话中的 8 个阶段分别给予了建议，这 8 个阶段包括：诊断、探寻病源、后期诊疗、治疗、开处方、检查、生活方式和预防。我国医患矛盾一直处于亟待解决的阶段，因此医患会话的研究非常有必要。主要研究内容包括如何提高医生的语言技巧（Liu，et al.，2015）和培养医学生的沟通技能（Wang，2013），如李静（2004）的语言规范三原则、陈德喜和刘进（2011）和刘兴兵等（2007）的医患会话的合作原则，以及在会话中如何有效地使用委婉语（梁雪清，2007）和恰当把握敏感话题等（陈安嫒，2012）。国内关于医患关系的实证性研究很少，而且研究较宏观，细致深入的研究更少。如 He（2014）从深圳医院取材，对日趋矛盾激化的医患关系进行了实证研究，主要研究在公立医院中的防御式医疗现象和医生滥用处方现象；牛利（2014）运用话语分析理论，建立小型医患话语语料库，对医患门诊会话的宏观整体结构进行了研究；周倩慧等（2015）收集了 801 份医患纠纷案例并结合访谈，研究了调解委员会解决医疗纠纷的情况，建议法律赋予医患纠纷调解委员会一定的调查和鉴定权。

对于编码的研究，国外早已遥遥领先，如社会心理学家 Bales 的"12 类人际互动行为编码"，尝试全面和更方便的处理，使得 Bales 研究者在不需要录音机的情况下仍然可以对会话实时编码。随后，编码方案经历了不断进步和改进，逐渐适于运用于二元会话和医患会话中的具体内容，由此国外学者建立了各种会话分析系统。其中最有影响力的是 Roter 和 Hall 的会话分析系统（RIAS）（2004），它包括两个方面 39 个范畴：社会情绪（15 个范畴）和焦点式任务（24 个范畴）。

微观研究是医患会话中主体某一项特征如动机、性格、焦虑度、直觉、满意度、性别、文化等进行实证研究，探究医生和患者在交际过程中的交际细节，揭示医患会话的特征，以及影响这些特征的潜在因素。会话分析（conversation analysis）在系统研究医患会话方面进行了长时期的探索，揭示了医患会话的序列和顺序（如 Sarangi & Coulthard，2000；Stivers & Heritage，2001）。会话分析是微观研究的重要研究途径之一，它从社会学的角度，结合了语言学和心理学等学科知识，研究目前医生的多样角色（王茜等，2014），揭示医患双方如何在任务和计划不同，体现权势和专业知识的不对等（Ibrahim，2001；王晋军，2002；Cordella，2004；范晓晖，2006；Slade et al.，2008；刘群，2010；陈海庆和郭霄楠，2011），特别是在有互动窘境的医患会话中，如何形成社会结构（Pilnick，Hindmarsh

& Gill，2009）。由此可见，我国运用话语分析理论进行的医患会话研究在整个会话研究中占有较大比重，约 20 余篇文章，其中关注较多的是对话轮和打断现象的分析（如卢星辰，2010；邹云敏和石爱霞，2010；杨石乔，2011）。研究者普遍认为，在医患会话中医生常常处于主动地位，而患者则是被动服从，医患权势不对称性阻碍了医患的有效沟通，带来负面的影响。但这一结论的获得没有通过定量的分析研究，而是基于对现象的一般分析。

医患会话过程也是患者文化背景和医学交流的过程，因此，文化因素对医患会话产生的影响也备受关注。国外对医患会话跨文化差异的研究比较多，通常的观点是文化和种族因素是良好医患关系的障碍（Kleinman，1978；Penn et al.，1995；Ramirez，2003；Schouten & Meeuwesen，2006；Paternotter et al.，2015），相比同一文化的医患交流，不同文化间的医患交流情况更为复杂，常存在更多的误解、抱怨和不满（Saha et al.，1999；Murray-García et al.，2000；Laveist & Nuru，2002；Harmsen，2003），其产生的原因主要是医患双方种族背景的差异影响了交流的方式、人格特质、交流的目的和技巧，从而导致了接受医疗治疗和卫生结果的较大差距（Schouten et al.，2007；Paternotte et al.，2015）。针对文化或种族差异引起的沟通障碍，不少学者也提出了解决的方案，如 Phillips 等（2014）提出用短信的方式加强不同种族的患者与医生的交流。也有研究者认为，种族对某些患者的影响是很小的，相反医生的交流方式对诊疗的影响更大，如 Adams 等（2015）认为，医生与患者的交流方式，在针对非洲和拉丁美洲裔的患者治疗忧郁症中起到了更大的作用。我国的学者几乎没有进行医患会话的跨文化研究，只关注了同一文化下文化因素对医患言语特征构建的影响（高丽，2010）。

国外的学者展开了大量关于"患者中心"的医患关系研究。McMullen 等（2015）提出要建立新的系统、使用新的工具加强以患者为中心的医疗管理，同时要增加患者医疗管理的相关知识。Tsimtsiou 等（2014）研究认为，患者的态度是患者为中心的医患交流的关键，越年轻、学历越高的患者对信息的需求越多，而年老的患者对医生的依赖更大。Eijk 等（2013）建议对待帕金森病的患者，要从以医生为中心的医患关系转为以患者为中心。在以"患者为中心"各领域的研究中，对患者满意度的研究是国外学者研究的一个重要角度。Boquiren 等（2015）在研究患者满意度后发现，评估的目的决定了测量患者满意度的方法，在心理测试中，患者满意度的变化幅度很大，因此，他们建议用多种测量方法根据不同的目的对患者满意度进行测量。我国学者也有以患者为中心进行研究的，如 Wu 等（2015），他们发现患者的病症严重程度会对良好的医患交流和医患关系产生影响，患者的病症越严重，与医生的交流就越困难，与医生的关系亲密度就越低。不论患者在医患交流中的地位如何，他都是医患交流中的主体，以"患者为中心"的研究势必会对医患关系研究产生非常重要的影响。

二、语言学视角的医患会话研究

语言学界对会话分析更多的是关注语篇的结构和功能，尤其是伯明翰学派和系统功能语言学。伯明翰学派创立于始于 20 世纪 70 年代，Sinclair 和 Coulthard 的研究，该学派的语篇分析从课堂语篇扩展到会话领域。系统功能学起源于 J. R. Firth（1957）的社会-语义语言学，其发展受到 Halliday 早期对级阶-范畴语法描述的极大推动（如

Halliday，1961）。系统功能理论可以诠释为语言的功能-语义理论，被诠释为功能理论是因为它把会话当作有目的的行为，被诠释为语义理论是因为它把会话解释为生成意义的过程（Eggins & Slade，1997）。Halliday（1968）起初把语言划分为 4 个功能成分：经验功能、逻辑功能、语篇功能和人际功能。随后的发展中，他把逻辑功能和经验功能合并为概念功能，并在语言功能和语法间建立联系（Halliday，1978，1994，2004）。系统功能语言学把语言和社会生活连接起来并理论化，这使得会话也成了一种进行的社会生活。会话可以被分析为不同的语言模式，这些语言模式构建了多维度的社会身份和人际关系。

医患会话特殊的语言特征引起了不少语言学家的兴趣。从语言学途径研究的医患会话重点是，分析会话交流策略和影响会话发展的变量（性别、年龄、社会地位等）（Greene et al.，1994；Sundquist，1995），尤其是系统功能语言学家，他们从概念意义、人际意义和语篇意义分析词汇语法和语义范式，揭示医患会话的语言特征（如 Martin，1992；Eggins & Slade，1997；Halliday & Matthiessen，2004；Slade et al.，2008；武宜金，李林子，王晓燕，2010；朱媛媛，2011）。在系统功能语言学的概念意义、人际意义和语篇意义中，人际意义更是研究医患会话的重要途径，研究的重点是医患会话中意义的交换。从人际功能的语气、语言功能、评价等方面分析医患双方充当的不同角色和信息交换功能的特征。其中成果突出的有 Matthiessen、Martin 和 Slade 等。Slade 等（2008）认为，医患会话是通过医患双方一系列的信息交换推进的，医生通常用提问的方式开始信息交换，尤其是假设性提问，此外还有直接或中立提问、自由选择提问、命令式提问和选择性提问。医生根据不同程度的信息需求和对患者回答情况的推断，以及患者回答能力的评估，选择不同的提问方式。此外，语言学家还研究了人称代词在医患会话中的使用，认为其是社会地位的自我认知（Skelton，Wearn & Hobbs，2002；Sakai & Carpenter，2010）：通常社会地位高的一方较多用第一人称复数，因为他们更关注群体而非个体（Cassell，et al.，2006）；而较低的一方较多用第一人称单数，试图赢得较高地位者的认同（Dino，Reysen & Branscombe，2009）。

虽然系统功能语法理论为医患会话研究提供了非常科学、系统的理论基础，但我国从功能语言学角度分析医患会话的只有少数学者，如武宜金、李林子和王晓燕（2010）以 4小时的医患门诊会话录音为语料，从人际功能的视角，围绕小句言语功能、语气系统和情态系统三个方面对门诊医患会话进行语篇分析；邹云敏和石爱霞（2010）针对医患问诊言语打断的实例进行分析，指出言语打断对人际功能的影响可以二分为"合作性"与"干扰性"；陈海庆和李慧祯（2011）将医生和患者会话中的言语行为进行分类比较与分析，进而揭示医院门诊医患会话中的权势关系；高文艳（2012）比较宽泛地谈论了医患会话中的权势关系；李宁（2014）通过对《豪斯医生》中医生与患者会话的分析，揭示医患会话中责任情态所表达的人际意义，指出说话者由于社会地位、身份和具体语境等因素的不同，通过使用不同量值的责任型情态和不同的语调来表达命令、强烈要求、建议、减轻责任、权威性和确定性等人际意义。从现有的少数研究来看，我国医患会话研究的实证性研究和理论研究都还不够，尤其实证性研究收集的语料比较少，研究的可信度有待提高。目前，国内的医患会话研究更多的是基于语用学理论展开的。例如，刘兴兵（2008，2009）运用礼貌原则，提出了医患关系改善的建设性意见；陈德喜和刘进（2011），刘兴兵等（2007）运用格莱斯合作原则，构建了医患会话的合作原则；于国栋和郭雪颖（2008）运用"回述"

理论，揭示其在产前检查会话中的作用；模糊限制语的研究也对促进医患有效的沟通提供了借鉴（雷蓓蓓和张发祥，2009；王茜，严永祥，刘炜，2010）。国内从功能语言学角度研究医患会话中提问的文章凤毛麟角。例如，武宜金、李林子和王晓燕（2010）通过对门诊医患互动中患者与医生之间言语特色的简单分析，指出医生的言语多以获取信息功能的问句和提供诊断信息的陈述句为主；朱媛媛（2011）初步分析了在语气中和情态系统中问句的人际功能实现途径。

第二节　医患会话中提问的研究

一、医患会话中提问的主要研究内容

疑问语气是会话中表达人际意义的重要手段，疑问语气通过提问实现语用功能。提问是四种最基本的言语功能之一（另外三种是提供、命令、陈述）（Halliday & Matthiessen，2004）。提问具有恳求信息、确认信息（Halliday & Matthiessen，2004；Hultgren & Cameron，2010），为听者提供应答机会的功能（Halliday & Matthiessen，2004）。提问这一术语被广泛运用于语言学研究中，看似很容易理解，但没有一个语言学标准（如句法、语音语调、序列位）可以定义（Bain，1976；Tsui，1991）。定义提问的困难在于它是一个复杂体，提问由特定的话语组成，而且这些话语会根据某些词语的出现与否、比重不同而改变。《牛津英语词典》《剑桥英语词典》等词典对提问的定义是"为了在回答中寻求信息的语句"。Kolomiyets 和 Moens（2011）定义提问为"通常以疑问词开始，表达使用者对信息需要的自然语句"。West（1984）采用了基于语篇的定义，把提问定义为"毗邻语对"的一系列话语，即一个提问是一个期望获得回答的话语。但"毗邻语对"定义把提问描述为一个循环状态（Stenstrom，1984），而实际上并非每个提问都会按照"问—答"的顺序循环出现，而且"毗邻语对"也不能解释会话过程中的第三方话语（Tsui，1991）。尽管有不足，但"毗邻语对"的定义有其重要意义，它涉及了提问的关键范围——问和答的关系。以上定义反映了提问与信息密不可分的关系，也强调了提问的按序列构建，这为研究会话中的提问类型提供了重要的方向。

医患会话中提问的主要研究内容如下。Frankel（1984，1990）和 Ten Have（1991）指出，提问是医患会话研究的主要议题。提问主要涉及三个方面：①患者对医生的提问（如Roter，1977；Dorr et al.，2006；Katz et al.，2007；Graber et al.，2008）；②医生的提问（Ely，et al.，1999；Ibrahim，2001；Robinson & Heritage，2006a，2006b）；③医患间的语言互动（如 Rudd，Moeykens and Colton，1999）。对医患会话提问的研究主要集中在以下五个方面。

1. 不同提问类型对医患交流的影响　开放式提问和闭合式提问是研究者比较关注的内容。医生开放式提问与患者满意度的关系密切，当医生用开放式提问让患者陈述病情时，患者给予了更多正面的评价（Macdonald，2004；Heritage & Robinson，2006）。因此 Rollnick、Miller 和 Butler（2008）建议应该选择合适的提问方式，尤其要慎用闭合式提问（也见李艳桃，2005）。病史类提问也是学者研究的热点。不少学者指出病史提问在医患会话中占有的重要地位，认为此类提问有助于快速诊断和正确治疗（Cassell，1985；Stoeckle & Billings，1987；Bates，Bickley & Hoekelman，1995；Cassell，1997；Heritage & Clayman，

2010）。其他提问类型如检查理解提问、社交提问等都是提高就诊质量有益的补充（Roter & Stewart，1989）。

2. 社会文化因素对提问的影响 问句常被看作一个显示参与者权势的粗略指数（Ainsworth-Vaughn，1998），也被认为是医生权力控制的表现形式（Ong, et al.，1995；Cordella，2004；刘兴兵，2009；王晋军，2002，2010；朱媛媛，2011）。对于患者，他们认为社会地位是他们赢得话语权的基础，地位高的人提问更多，也会有更多的私人问题（Ainsworth-Vaughn，1998）。但 Beisecker（1990）认为，患者的经济地位与其提问的数量没有相关性，而会话的长度、患者的诊断和患者就医的原因对患者向医生提出信息索取问题有很重要的影响（也见 刘兴兵等，2007）。种族背景对患者提问数量有直接的影响，白种人患者提问更多，但美裔非洲患者很少提问（Kochman，1981）。无论是患者还是医生的性别，对提问的数量都存在一定的影响。Ainsworth-Vaughn（1998）研究发现，女性患者的提问比男性患者多（9.65：6.55），女医生提问的数量却明显低于男医生（49.9：74.3）。

3. 提问在具体疾病治疗中的研究 Silverman（1987）在对 102 例小儿心脏病专家和患者以及患者父母会话的录音后认为，随着场景的改变，提问的方式也会改变。疾病的性质和严重性也会影响提问，例如，小孩病情最轻的父母每次问诊平均 1.14 个提问，中等程度病情的是平均 4.28 个提问，但病情最严重的是平均 2.9 个。陶剑虹（2005）运用 BATHE 方式对医生针对糖尿病患者的提问进行了个案分析，认为简短的评估与干预可以令患者觉得更有能力应付心理社会问题，从而改善医患行为。

4. 提问策略的研究 Heritage 和 Clayman（2010）提出了设计医生提问需要参考的四个维度：病历、假设、认知和喜好，并从患者的角度，问题注意的角度（也见 Stivers，2007）和优选角度（也见 Boyd & Heritage，2006）提出患者在诊断和治疗阶段必须问医生的问题。Smith 和 Meeking（2008）也从患者角度，对如何有效地回答医生提问给予建议，如患者回答应该简短、客观、语速适中等。我国的学者对医患会话策略的研究较多。例如，杨辰枝子和傅榕赓（2014）从中医门诊医患会话的序列特征、话论转换特征、相邻对子的选择，提出中医医患会话策略。但我国学者从提问角度进行策略研究的寥寥无几。例如，朱媛媛（2011）初步分析了在语气中和情态系统中问句的人际功能实现途径；牛利、罗耀华和高晓闽（2014）运用会话分析和统计分析的方法，探讨病史询问阶段医生问题设计的特点、遵循的原则，以及问题类型对患者的不同影响。

5. 问答系统研发 为了对患者进行更专业、更有效的诊断和治疗，医生常常用医学提问获取更专业和更准确的信息。患者千变万化，导致医学提问相当复杂。国外不少学者专门针对此项提问做了大量实证研究（如 Cimino，1993；Graesser, Lang & Horgan，1988；Ely et al.，2000，2002；Ely et al.，2005）。为了获取更简洁、更准确的信息，提高问诊的质量，问答系统的研究日趋成为医患会话研究中的热点（Lee et al.，2005；Terol, Martínez-Barco & Palomar，2007；Han et al.，2007；Ray, Singh & Joshi，2010）。问答系统研究比较突出的有，Yu（2006）提出了用图像回答生物学提问的框架，随后他和同事（2007）从定义型提问入手研究问答系统；Zweigenbaum（2003，2005）深度分析了在生物医学领域问答系统的可行性；Xuang 和 Demner-Fushman（2006）用人工方式评价了是否医学提问可以公式化为"问题、干预、比较、结果"（PICO）。

二、国外医患会话中医生提问类型研究

疑问语气的表达形式是提问，提问是四种最基本的言语功能之一（另外三种是提供、命令、陈述）（Halliday & Matthiessen，2004）。提问和回答是医患间最重要的交流途径之一。通常，医生通过提问发现患者疾病的各个方面，而患者可以用回答提供信息。虽然在问和答的过程中意义是共建的，但医生的专业知识使得他在医患交流中常占据主导位置，也使其成为研究的重点（Kern et al.，1989；Beisecker，1990；Branch et al.，1991；Maseide，1991；Ten Have，1991；Brody，1992；Smith et al.，1998；Meeuwesen et al.，2007）。多数研究认为，在医患会话中通常由医生提问而患者回答（West，1984；Dillon，1990，Slade et al.，2008），医生处于主动地位和中心地位，患者处于被动地位，"医生用提问把患者置于被动地位，使患者的角色是仅仅尽可能简短回答提问从而提供信息"（Slade et al.，2011）。研究医生提问的目的如下（Cordella，2004）：①观察提问的语法结构；②评估会话参与双方提问使用情况；③调查和划分在医患交流中提问的功能；④研究语言使用的序列；⑤调查可能引起医生调整会话的社会变量。

在医患会话中常常有"医生提问—患者回答—医生评价—医生再提问"的流程（Mishler，1984）。为了展开正确的诊断和治疗，医生通常会用不少于20%的时间去获取信息（Street，1991；Roter & Hall，2006），提问是医生信息获取的主要渠道。经研究发现，医生的提问占医患会话中提问的90%（West，1984；Roter & Hall，2006），是医患会话中非常重要的部分（Frankel，1979，1984；Ten Have，1991；Dorr et al.，2006；Katz，et al.，2007；Graber et al.，2008）。对医生提问的研究是医患会话研究的关键，因为提问不仅是信息交流的主要渠道，也是医生诊断治疗的重要手段之一。因此，对提问的研究不但能增强对医生信息需要的了解、提高患者提供信息的能力、有效地促进医患交流、改善医患关系，而且能提高诊疗的效果并达到治疗的目的。

在医患会话中，虽然有效的医患交流途径有多种，但在何时及怎样选择提问类型常会影响会话的有效性。提问可以鼓励患者提供相关信息，并在诊疗过程中成为医生的合作者，它也可以把患者置于被动参与者的位置，限制患者提供信息的范围和内容。医生的提问类型繁多，对提问的研究首要是对其类型的归纳总结，找到哪些提问使患者成了合作者，哪些提问置其于被动位置，从而帮助医生在恰当的时机选择恰当的提问类型，以促进医患会话的有效性。本书从四个不同视角归纳了医患会话中提问的类别：①医患会话的流程；②提问的方式；③语言结构；④提问功能。

（一）基于会话流程的分类

1. 社会-病史提问　按照"问题呈现—数据收集—诊断—治疗"的问诊流程（Heritage & Clayman，2010），在呈现问题之前或刚呈现问题后，医生对患者社会-病史进行提问（West，1984；Stivers & Majid，2007）。社会-病史提问通常出现在会话的前阶段（Elstein，Shulman & Sprafka，1978；Kassirer & Gorry，1978；Robinson & Heritage，2006a；Heritage & Clayman，2010），占每次医患会话提问的20%～33%（West，1984b）。医生用此类提问建立患者身份，获得患者相关的社会信息，并快速了解患者的病史，它们是医生诊断治疗的社会标准（年龄、社会阶层、子女多少和民族等），是及时、准确诊断的关键环节。但有时看似中立或无偏见的社会-病史提问，会使医生成为测量仪或生活调查问卷

（Cassell，1985），这不是患者所希望的，因此社会-病史提问需要从患者的角度有策略地提出。

2. 心理提问　　成功的医患会话的目的不仅在于发现患者直接的病症，也应了解他们的生活经历和对就诊的反馈。"你（医生）必须更深入，你必须和患者进行职责外的讨论"（Calnan，1983），焦虑度、情绪、情感等心理提问是成功医患会话的关键（Ibrahim，2001）。"生物—心理—社会医学"的医患交流过程，强调了心理提问的核心位置。具有代表性的心理提问模式是 BATHE 提问模式，它能帮助医生快速地了解患者的心理状况，对患者作出心理评估，融洽医患关系（Stuart & Lieberman，1986）。BATHE 是 B——背景（background），A——情感（affection），T——烦恼（trouble），H——处理（handling）和 E——移情（empathy）的首字母缩写。背景类提问能启发患者讲述心理状态。情感类提问引导患者对自己的情绪状况如焦虑、恐惧、忧郁等进行描述。烦恼类提问直接针对患者的病症，并让患者讲述情绪波动的原因。处理类提问可以帮助医生对患者的功能状态做出评估。移情类提问是医生表达对患者心理状态的理解（Stuart & Lieberman，1986）。

3. 医学提问　　医学提问在医患会话中占有较大比重，医生提问的目的并非为了促进互动，而是为了排查病因，进而诊断治疗。医学提问常常以树形结构发展，大量的诊断细节接踵进行，医生借此收集大量的信息，达到诊断的目的。在不同的诊断过程中，假设常设在医学提问的初始阶段（Elstein，Shulman & Sprafka，1978；Kassirer & Gorry，1978）。医学提问有助于准确地诊断和有效地治疗（Stoeckle & Billings，1987；Bates，Bickley & Hoekelman，1995；Cassell，1997），但医学提问带有大量的专业术语，如果不考虑患者的理解力和接受度，很可能会破坏医患和谐的关系，使得会话缺乏交流感和亲切感。

以问诊流程划分的三种最基本的医生提问类型，社会-病史提问、心理提问和医学提问对能否建立正确的诊断和治疗起关键的作用。医生充分发挥自己专业知识和技能的阶段，也是患者最为重视的阶段，直接关系到问诊的质量。评估患者对诊断的理解程度的检查理解提问，和与诊疗关系并不密切但为融洽会话的社交提问（Roter & Stewart，1989），也是提高就诊质量的有益补充。

（二）基于提问方式的分类

Ibrahim（2001）提及的 6 种医生提问类型，明确地提到了开放式和闭合式提问（其他 5 种是医学提问、心理提问、社会-历史提问、社交提问、检查理解提问）。开放式和闭合式提问是两种最基本的提问形式，有必要成为独立的一种分类方式，混于其他提问类型中会显得有些分类不清。

Ibrahim（2001）调查后发现，医生的提问 97.21%是封闭式，仅 2.79%是开放式。开放式提问一般在医患会话的开始阶段（Beckman & Frankel，1984；Heritage & Robinson，2006；Robinson & Heritage，2006b），目的是医生鼓励患者尽可能多地陈述以提供信息（Slade et al.，2011），通常有 3 种类型（表2-1）。在会话的开始阶段使用开放式提问，被视为良好交流的重要特征之一（Macdonald，2004；Robinson & Heritage，2006a；Heritage & Robinson，2006；Jensen et al.，2010）。闭合式提问一般在诊断过程的后期，它限制了回答的选项，不给患者明显的机会去提问或增加任何新的信息，但它以快捷的方式提供医生想获取的信息，提高了诊疗的效率。这两种提问都没有医生的假设，仅是索取信息的提问。

表 2-1　开放式提问的类型

提问类型	例句
"一般询问"提问	How can I help? What's the problem?
	What can I do for you today?
"表象确认"提问	Sounds like you're uncomfortable?
	So you're sick today，huh?
"症状确认"提问	So having headache，sore throat and cough with phlegm for five days?

资料来源：Heritage & Clayman，2010

（三）基于语言结构的分类

在英语会话中，有以疑问句形式、陈述句或非小句形式的提问。句法和语音，是区分提问类型的重要标准，它包括主谓语倒装、疑问词移动（移动到句首）和语音——特别是在句末的升调（表 2-2）。这些标准提升了话语是提问的可能性。然而，并非所有疑问句都有提问的交际功能。例如，反问句并不需要任何回答，只表达说话者的观点和立场，单凭句法或语音不足以判断话语是否是提问。语篇/语境也能作为判断提问的标准（表 2-3）。例如，话语中出现不确定性意义的词语和短语，"I was wondering whether…"，增强了话语是提问的可能，听者也会把此类话语视为提问（Stenstrom，1984）。

表 2-2　基于句法/语音标准的提问分类

类型	句法/语音	例句
特殊疑问	WH	When will the test results be back?
搜寻"疑问词"	SWH	The test results will be back when?
是非疑问	YES/NO	Are the test results back?
附加疑问	TG	The test results are back，aren't they?
省略疑问	QF	The test results are back，right?
语调提问	PH	The test results are back?

资料来源：Ainsworth-Vaughn，1998

表 2-3　基于语篇/语境标准的提问分类

语篇/语境标准	例句
陈述式	The test results are back…（pause）.
双陈述式	I wonder whether the test results are back.
先提问陈述式	I have a question. It seems important to know the test results.

资料来源：Ainsworth-Vaughn，1998

在实际会话中，许多提问的分类标准都不止一项，基于语言结构的分类通常会按照句法、语音、语篇/语境的顺序。例如，如果提问同时具有语音和语篇标志，该提问应归属于前者（Ainsworth-Vaughn，1998）。

（四）基于提问功能的分类

1. 信息功能　功能语言学认为，会话体现为一定顺序的信息单位，一个接着一个，连续不止，没有停顿，没有间歇（Halliday，2000）。从专业术语的语法意义来看，信息是已知（或可预测）与未知（或不可预测）间的对立。语言学意义上的信息单位是新信息和非新信息（已知信息）间的相互作（Halliday，2000）。提问具有引出新信息（Ainsworth-Vaughn，1998）、恳求新信息、确认已知信息（Halliday，2000；Hultgren & Cameron，2010）和为听者提供应答机会的功能（Halliday，2000）。医患会话体现了一定顺序和特定场景的信息单位，从信息功能的角度将医患会话中的提问划分为两种类型：寻求信息的提问和核实信息或修补谈话失误的提问（Cegala et al.，2000）。在特殊疑问句中，为寻求缺失信息或新信息的疑问词充当主位，表达了缺失信息或新信息的性质（Halliday，2000），如寻求时间的信息"When did you have a phlebotomy?"。虽然陈述式提问不是疑问句的形式，但它具有寻求新信息的功能，如"I want you to tell me about this stomach pain you are having."。

提问不仅寻求缺失信息或新信息，有时也为了核实已知信息或修补谈话失误，它包括：①确定信息。是-非疑问句要么表达肯定，要么表达否定，它是典型的确定信息类提问，如"Did you say have a pain on right shoulder?"；②要求信息重复，如"Please say your symptom again."；③信息公式化，如对已知信息总结；④预测信息（Cegala et al.，2000）。

2. 会话功能 系统功能语言学从人际意义的角度分析词汇语法和语义范式，揭示医患会话的语言特征（Martin，1992；Eggins & Slade，1997；Halliday & Matthiessen，2004；Slade，et al.，2008），系统功能学家按照会话功能把提问划分为以下几种：①直接或中立提问，它通过疑问句实现，如"What's wrong with your son?"；②假设性提问，用于检验患者是否理解医生信息，通过陈述句实现，如"So when you stand up, it's worse?"，或通过提问+陈述句，如"And so the first thing this morning you got up out of bed, and you felt dizzy. Is that [what you are saying]?"；③酌情提问，如"And do you know what it was then?"，给予患者机会回答"I don't know."；④命令式提问，需要口头服务，如"So I've got here that you're feeling sort some vertigo this morning, some sort of dizziness? Tell me about that!"；⑤选择性提问，如"So does the room spin around or is it that you just feel light-headed?"。

Slade 等（2011）强调了 3 类提问类型：①直接提问（direct question）；②假设性提问（assumptive question）；③信息命令式提问（information command quesiton）。直接提问包括开放式提问和闭合式提问，前文已经介绍，这里就不赘述，仅阐明假设性提问和信息命令式提问。假设性提问，如"So you came in this morning with a bit of chest pain?"，通常用于澄清信息或者检测医生对某一特定信息的理解度。假设性提问常依据患者对上一提问回答的信息提出，为了探寻更多此信息的细节。当医生想要集中患者的注意力并限制患者的回答范围时，假设性提问就很有效。其回答并不像闭合式提问，仅是简短的"yes"和"no"，它给患者更多回答的空间，如"Yes, and…""No, but…"。由于假设性提问和患者此前陈述的信息紧密相关，体现了医生对患者信息的关注，由此拉近了医患之间的距离。信息命令式提问是以祈使和命令的形式获取信息，如"Tell me about that…"，此类提问没有限制患者的回答，直接询问信息。

除了按信息和会话功能划分的提问，从功能的角度分类提问还有解释型、分析型、综合型、评价型和应用型提问（Chaffee，1988；Kucuktepe，2010），但在医患会话中信息型提问是最基础和最常用的，按会话功能的分类也考虑了信息的需求。

三、国外医患会话中提问的类型特点

从医患交流中医生提问的分类来看（图2-1），在交流中医生过多地关注了诊断、治疗和信息的索取，忽略了患者的意愿，如希望获得共鸣、希望被理解和希望有更多的信息交流等。仅从本书中四个对提问类型划分的视角看，可以归纳出以下主要特点。

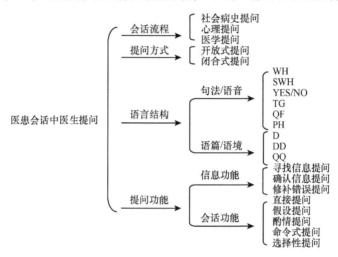

图 2-1　医患会话中医生提问类型

（1）提问类型差异影响会话过程。提问划分的角度不同，其类型存在差异，类型的差异必然会对医患会话产生不同的影响。例如，医生开放式提问与患者满意度的关系密切，当医生用开放式提问让患者陈述病情时，患者给予了更多正面的评价（Macdonald，2004；Heritage &Robinson，2006）；信息索取类提问与患者就医原因有直接关系（Beisecker，1990）。

（2）提问类型选择受会话内在和外在因素影响。与医患会话相关的一些因素会影响对提问类型的选择，外在的因素如随着场景的改变提问的方式也会改变（Silverman，1987），权势差异会引起提问类型选择的差异（Cordella，2004；Ong et al.，1995）。内在的因素如疾病的性质和严重性会影响提问类型。

（3）各种提问类型并非孤立，而是相互交叉甚至重合。例如，按照流程划分的社会-病史提问、心理提问和医学提问，可能是开放式也可能是闭合式提问；基于提问功能分类的寻求信息、核实信息或修补谈话失误的提问，可能和按流程划分的病史、心理或医学提问交叉；按会话功能分类的提问也考虑了信息的需求。提问类型没有孰好孰劣之分，在医患会话中，医生可以根据不同程度的信息需求，以及对患者回答情况的推断和患者回答能力的评估，选择不同的提问方式，在正确的时间选择正确的提问类型，必将大大提高医患会话的有效性。研究时也可根据需要选取一种或多种分类方法，开阔研究的思路，增强研究的深度。

从文献来看，国外的学者从社会学和语言学的角度对医患会话展开了较深入的研究，既有定性研究又有定量研究，尤其是对定量研究做了大量的工作，数据翔实、调查全面，分析结果具有很强的应用价值。在理论研究方面，从话语分析的角度和系统功能语言学的角度研究的成果颇丰，既有宏观研究又有微观研究。系统功能语言学近年也开始重视医患语篇分析，代表人物是 Matthiessen、Martin 和 Slade 等。

我国的医患会话研究起步较晚，从 20 世纪 90 年代后半期才开始有论文和专著发表。研究的领域虽然也涉及社会学、语言学，但研究的深度和广度还远远不够，更多的只是对语言技能提高的宽泛而表层的宏观研究。也有运用国外语言学理论如语用学、话语分析和功能语言学对医患会话进行探讨的，但数量有限，而且研究的深度也有待加强。尤其在实证研究方面，已有的实证研究收集的语料很不充分。

要推动我国的医患会话研究，还需要进行大量的以汉语真实语料为研究对象的深入、细致的实证性研究，同时也需要借助国外先进的理论进行大量的理论研究，帮助建立汉语医患会话的理论框架。语气系统作为实现人际意义、确立社会身份的一个重要语法范畴，结合汉语语气系统的特点研究医患会话的途径，会极大地推动我国的医患会话理论研究，帮助提出可操作性的实践建议，以促进医患间的良好沟通，提高诊疗的效率和质量。

第三节　人际意义研究

功能语法认为语言具有三个功能，概念功能、人际功能和语篇功能。人际功能指在话语情境中说话人和话语接受者之间的互动关系，以及说话人对其所说或所写内容的态度（李战子，2001）。在日常生活中，人们可以通过语言的人际功能来表达人际意义，包括言语在人际互动中的功能及说话人的态度和判断等，由此人们得以建立和保持种种社会角色关系，进而形成一定的社会结构。

人际意义的研究就是关于会话双方交换的研究。说话人在互动中为自己选择了一个角色，也为听话人分派了一个角色，对话就是在这样的不断的角色选取和分派中建构并向前发展的。从语法的角度看，每一个语步都是通过选择语气来实现小句的言语功能的（李战子，2002b）。因此，人际意义研究的主要成分是语气。但人际意义的实现手段是多样的，还有情态和评价等其他资源实现人际意义。

就目前的文献来看，人际意义的研究主要从以下三个方面展开。

（1）以 Halliday 的语气系统和情态系统理论为理论基础，关注小句的人际意义研究。例如，郑元会（2005）从语气和情态系统的角度，对《红楼梦》中人物会话片段的两个英译本进行了对比研究，建立了一个翻译评价尺度，通过这个尺度去科学地评价译文。

（2）以 Martin 评价系统理论为理论基础，以整个语篇为分析单位，关注语篇中体现说话人态度（包括情感、判断和欣赏等）的词汇，看它们在语篇发展过程中怎样表达人际意义的研究。例如，袁传有（2008）以三起刑事案件的讯问笔录为语料，运用评价理论所建构的警察讯问介入系统，研究警察在讯问不同类型的犯罪嫌疑人时所采用的介入模式和所体现的人际意义。

（3）就语气系统、情态系统和评价系统，分别从词汇层面、句法层面和语篇层面进行多维度的人际意义研究。例如，李战子（2001）讨论了实现人际意义的多种手段，提出可从认知的、评价的和互动的三方面考察人际意义的语义范围，并希望建立一个基于认知、评价和互动三个元素的且包括微观社会和宏观社会两个层面的人际意义模型。

从研究的语料来看，人际意义研究使用的语料主要集中在以下四个方面。

（1）广告语篇。陈其功和辛春雷（2005）通过对广告英语语篇的分析，认为赏评系统的积极肯定性，情态的主客观向度和情态的不同量值，影响和实现了语篇的劝说功能；李华兵（2010）通过分析语气隐喻在广告语篇中的运用，指出语气隐喻在广告语篇中具有积极的交际功能，有助于受众接受广告，从而实现广告的目的；侯建波（2014）采用定性与定量相结合的研究方法，分析了国内 48 个房地产多模态平面广告，研究了房地产广告人际意义系统、人际意义项目的选择特征，以及产生特征的原因。

（2）政治语篇。黄莹（2006）运用定性与定量的研究方法，对我国作为政治话语体裁的两篇社论所体现的人际意义进行比较研究，发现了三个转变：机构权威与公众之间的权势关系已从不对称关系向平等关系转变，社会主体的身份已从多样性向作为中华民族身份的统一性转变，社会主体已从人际对抗向人际和谐转变；钟丽君（2010）分别从语气和情态出发，对奥巴马就职演讲中的人际意义进行了研究，分析了演讲中通过人际意义实现演讲目的和达到演讲效果的方式；杨晓红（2013）以马丁·路德·金的演讲《我有一个梦想》为例，分析探讨政治演说中各种评价资源的应用及分布特征。

（3）英语信函。何伟和庞云玲（2008）对 30 篇报忧类商务英语信函进行了分类和研究，揭示了这类信函的语言和语篇特点，以及其实现人际意义的语言手段。马嫣（2013）结合 Halliday 对情态的高低赋值和主客观向度的研究和 Martin 的认知型情态分类，分析了其在商务信函中的实现手段，并提出了认知型情态在其中实现的人际意义。

（4）文学作品。管淑红和王雅丽（2006）分析小说 *Hotel* 的片断"Blackmail"中的人物角色之间的权势关系，揭示了小说中作者或叙述人对人物及事件的态度，明确了小说人物的人际关系，特别是权势关系；季红琴（2011）以整部《圣经》为研究语料，通过对《圣经》中三类不同主体话语情态选择的数据统计和语言例证考察，发现《圣经》语言的情态选择与运用或直接或间接地承载了拉拢和融合上帝与臣民、臣民与臣民人际关系的作用。

综上所述，人际意义研究主要从系统功能语法的语气系统、情态系统、评价系统三个系统展开，这三个系统或被单独运用，或被同时运用，皆是分析人际意义的重要资源。人际意义研究的语料多基于现有的广告、文学作品、书信等书面语篇，如黄莹（2006）就两篇社论进行了人际意义研究，但得出的结论却很宏观：机构权威与公众之间的权势关系已从不对称关系向平等关系转变，社会主体的身份已从多样性向作为中华民族身份的统一性转变，社会主体已从人际对抗向人际和谐转变。杨晓红（2013）以马丁·路德·金的一个演讲为语料，分析政治演说中各种评价资源的应用及分布特征。以口语语篇为语料的研究不多，现有的口语语篇主要集中在法庭会话和医患会话中。

第三章

系统功能语言学：医患会话研究的理论基础

语言与人类发展同步，并随着人类的发展而发展。语言是社会符号的一种，它是人类用于表意的工具。意义和形式是一个统一体，相辅相成。在功能语言学中，语言被看作意义潜势的系统，伴之以意义得以体现的形式。形式是走向目的的手段，意义才是研究的目的。功能语法考虑语言的社会性，认为语言系统的形成正是为了实现各种不同的语义功能。功能语言学要描写的不是理想说话人究竟知道什么，而是真实说话人在利用语言互动时如何活动的，因此对语言的研究需要建立在日常语言上。

第一节　系统功能语言学的建立与发展

Halliday 的系统功能语言学理论对 20 世纪后半叶的语言学研究有着巨大的影响，系统功能语言学的建立和发展主要经历了四个阶段。

（一）Firth 对 Halliday 的影响

以 Firth 为首的语言学派被称为"伦敦学派"。该学派与美国的结构主义语言学、Chomsky 生成语言学、布拉格学派、丹麦的哥本哈根学派等同为 20 世纪最为瞩目的语言学派（王宗炎，1985）。Firth（1957）认为语言中的意义非常重要，语言中言语产生的社会语境也非常重要，他强调言语使用的社会语境。同时，Firth 也认为语言是由横组合（syntagmatic）关系和纵聚合（paradigmatic）关系组织起来的。Halliday 作为 Firth 的学生，深受其观点的影响，他继承和发展了 Firth 的语言学观点，建立了一个范畴和阶的语言学理论。

（二）阶和范畴语法

Halliday 在《现代汉语的语法范畴》（Halliday，1956）中，阐明了一个能处理语言单位之间关系的分析框架。在该文中，他提出三个语法范畴：单位（unit）、成分（element）和类别（class），讨论了"新"（new）信息与"旧"（given）信息的区别，也提出了"盖然"（probability）问题。但 Halliday 早期的研究，还存在很多问题。在《语法理论的范畴》（Halliday，1961）一文中，他对自己的观点作了修正，提出了"四个语法范畴"和"三个阶"的观点。四个语法范畴是单位、结构（structure）、类别、系统（system）；三个阶是级（rank）、说明（exponence）、精密度（delicacy）。

（三）系统语法

在阶和范畴语法理论中，"系统"是一个主要的语法范畴。Halliday 发表的《"深层"

语法札记》（Halliday & McIntosh，1966）具有重大的意义，表明了其理论进入了系统语法（systemic grammar）模式。他提出了自己的观点，"系统"代表着深层的纵聚合关系，这种关系是首要的，它构成了语言中基本的深层关系。系统包含着特定功能环境中可供选择的选项，对系统的描述实际上暗示着对深层横组合关系的表述。

（四）功能语法

在随后的探讨中，Halliday 看到了"功能"的重要性，他认为功能理论能解释语言的内部结构，也能解释"为什么语言是现在这个样子"。1968 年，Halliday 提出了系统语法中的四个功能，即经验功能、逻辑功能、话语功能、人际功能。1970 年，Halliday 把经验功能和逻辑功能调整为概念功能，把话语功能改为语篇功能。通过理论的不断完善，以 Halliday 为代表的系统功能语言学建立起来了。1985 年，Halliday 的《功能语法导论》的出版，标志着系统功能语法理论的成熟。

Halliday 认为语言是社会符号，他从社会学角度解释和描述语言，认为语言是人们有目的地用来在语境中表达意义的资源（胡壮麟，2008）。近些年，Halliday 提出建立一个"适用语言学"（appliable linguistics）。适用语言学的工作机制是用"社会理据"（social accountability）来解释和描写语义发生（胡壮麟，2007）。Halliday 的语言是根植于社会意义的观点，使对社会中交流的语言的研究更有理论基础和意义。总之，历经不断地完善，Halliday 的系统功能语法已对现代语言学和社会学研究产生了深远影响。

第二节　系统功能语言学的理论框架

一、六大核心思想

Halliday 的系统功能语法尝试全面、客观地描写语言系统的组成和运作机制，因其是"适用语言学"而得到广泛的关注和运用。其理论框架历经发展基本完善，贯穿 Halliday 系统功能语法理论基本观点的是以下六大核心思想。

（一）元功能的思想

语言所要实现的功能千变万化，但这些变化都可以归纳为抽象的更具概括性的功能，这就是"元功能"或"纯理功能"（metafunction）。Halliday 的元功能包括三个方面（Halliday & Matthiessen，1994，2000，2004）。

1. 概念功能（ideational function）　它包括反映主客观世界过程和事物的"经验功能"（experiential function），以及表现并列关系和从属关系的线性循环结构的"逻辑功能"（logical function）。

2. 人际功能（interpersonal function）　语言具有反映人与人之间、人与社会之间关系的功能，或是对事物的可能性和出现的频率进行自己的判断和估测。

3. 语篇功能（textual function）　语言与其联系的语境具有一致性，说话人要组织语篇才能表达完整的意义。

Halliday（见 Halliday & Matthiessen，1994，2000，2004）认为这三个原功能是三位一体的，没有主次之分，甚至这三个功能还可以叠加。

（二）系统的思想

Halliday 继承了 Firth 的"系统"概念，把语言看作一套系统。他把语言系统解释成一种可进行语义选择的网络，当有关系统的每个步骤——实现后，便可产生结构（胡壮麟，2008）。"系统"这个概念是系统语言学的出发点，是它区别于其他语言理论的根本范畴。

（三）层次的思想

Halliday 认为语言是多层次的系统，包括语义层、词汇语法层和音系层。各层次之间有体现的关系（realisation）：语义层的选择体现于词汇语法层的选择；词汇语法层的选择体现于对音系层的选择。

（四）功能的思想

Halliday 在语言学研究中探索了语言的功能主义，他指出及物性系统具有语义功能；语气系统包括"语气"和"剩余成分"等功能成分；主位系统包括"主位"和"述位"两个功能成分；信息系统包括"已知信息"和"新信息"两个功能成分。各范畴的具体成分均是为了实现一定的功能。

（五）语境的思想

Halliday 认为语言是自然存在的，因此研究语言要在语境中进行。人们是在语言使用过程中交换意义的，因此应当从外部来研究语言。Halliday 把语境概括为语场（field）、语旨（tenor）和语式（mode）。语场指语言使用时所要表达的话题内容和活动；语旨是语言使用者的社会角色和相互关系，以及交际意图；语式指进行交际所采用的信道、语篇的符号构成和修辞方式。

（六）近似的或盖然率的思想

Halliday 认为人们在选择语言时是有盖然的，这是语言的基本特征。通过区分语义与特定语境的关系，可以掌握语言的使用。这进一步表明了，研究使用中的语言具有的意义。

Halliday 的系统功能语法重视语言的社会功能及如何实现这些社会功能。语言在社会使用中，会因为语境和使用人的不同而产生变体，因此对个别语言和个别语言变体的描述也非常具有价值。

二、系统功能语法中的隐喻

（一）语法隐喻

语法隐喻是"意义潜势的一种扩展，即通过创造体现结构的新范式，开拓新的意义系统领域"（Halliday & Matthessien，2004）。语法隐喻是指人们除了使用语言如实、客观地表述世界外，为了建立人际关系、确定话论、表达对一些事情的主观判断和评价，而创立的新的结构范式。Halliday 认为语法隐喻包括概念隐喻和人际语法隐喻。概念隐喻的主要表现形式是以名词形式表达本应由动词和形容词表达的过程（process）或性质（quality）来体现经验意义；人际语法隐喻主要以小句表达本应由副词表达的语气与情态意义来体现人际意义。人际语法隐喻又分为情态隐喻和语气隐喻。1996 年，Halliday 提出了语法隐喻综合征（grammatical metaphorical syndrome）概念，并在此基础上对语法隐喻进行了重新归类，将其分为 13 种类别（表 3-1）。

表 3-1　Halliday 语法隐喻分类

隐喻类别	语法形式
性质→实体	形容词向名词转换
过程→实体	形容词向名词转换
环境成分→实体	从动词向名词转换
连接成分→实体	连词转换为名词
过程→性质	动词转化为形容词、时态和情态成分转换为形容词
环境成分→性质	副词或介词词组转换为形容词
连接成分→性质	连接词转换为形容词
环境成分→过程	某些介词转换为动词
连接成分→过程	连词向动词转换
连接成分→环境成分	连词转换为介词
无人称形式→实体	—
无人称形式→过程	—
实体→扩展成分	名词被用作修饰性扩充成分的现象

资料来源：张德禄和雷茜，2013

Halliday（1999）认为，语法隐喻是一个连续体，一端是一致式，另一端是隐喻式。语法隐喻过程主要涉及三类语法隐喻化（grammatical metaphorization）：①词汇语法范畴间的转移。Halliday 的 13 类语法隐喻都是对词汇语法范畴相互转移现象的概括（表 3-1、表 3-2）；②语气域间的转移。当一种言语功能由其他几种语气来体现时，语气对言语功能的体现为隐喻式；③不同级阶间的转移。从一个级阶向另一个级阶的转移，它既包括由高级阶向低级阶的转移，也包括由低级阶向高级阶的转移。语法隐喻具有双重语义特征，因此隐喻体现被称为语义复合体（Ravelli，1988）。

表 3-2　词汇语法范畴转移

一致式	隐喻式	例子
形容词、动词、介词、连词	名词	safe→safety；transform→transformation；with→accompaniment；so→cause
动词、副词或介词、连接词、名词	形容词	increase → increasing ； hastily → haste ； then → subsequent ； government→government's
介词、连接成分	动词	instead of→replace；then→follow
连词	介词	when→in times of
零形式	名词、动词	ϕ→the phenomenon of；ϕ→occurs

资料来源：范文芳，2007

语法隐喻理论不仅仅是系统功能语言学理论体系的一部分，更重要的是它表明了 Halliday 关于语言与世界的关系这一语言哲学命题的观点，有着十分浓重的语言哲学意味（严世清，2002）。汉语的语法隐喻研究开始于 20 世纪 90 年代，其中朱永生和胡壮麟在引介和阐释语法隐喻方面做出了贡献。语法隐喻在各类语篇中被广泛运用，随后我国掀起了语法隐喻研究的高潮，并从功能语言学范畴跨越到其他理论学科的融合发展的研究。"语法隐喻不是英语特有的现象，而是普遍存在于其他语言之中"（朱永生和严世清，2001），汉语语篇中存在大量的语法隐喻，而且国外对语法隐喻的研究也适于对汉语的研究。

（二）概念隐喻

认知语言学对概念隐喻（ideational metaphor）的描述来自 Lakoff 和 Johnson（1980）的《我们赖以生存的隐喻》，他们认为："隐喻渗透在日常生活中，不但渗透在语言里，也渗透在思维和活动中。我们借以思维和行动的普通概念系统在本质上基本上是隐喻的"。系统功能语法研究的是小句的概念功能，是一种过程的表征，把经验世界识解为一组可以操作的过程类别。它主要涉及三个步骤：①选择过程类别，主要的过程包括物质过程、心理过程和关系过程；②及物性功能的配置，动作者、方式、目标等的组成的参与者、过程、和环境；③词组-短语类的序列（彭宣维，2010）。在典型的选择下，出现"一致式"，"一致式"由动词体现过程，名词体现参与者，而隐喻式则打破常规，选择不同的符号方式为整体意义提供了不同的侧面。例如，用名词或名物化成分体现过程、性质，即语言中的名词化现象，动词到形容词（包括分词），介词到名词、介词词组或连接词到动词以及其他多种转换，这就形成了概念性的隐喻变体（表3-3）。

表3-3　概念隐喻所涉及的级转移及其向度

一致式		隐喻式	
语义域	词汇语法体现	语义域	词汇语法体现
序列 →	小句复合体 ↘	构型 →	小句
构型 →	小句 ↘	成分（参与者）→	词组或短语
成分（参与者：性质、过程）→	小句结构的成分（词组/短语）↘	成分（参与者：事物）→	词组或短语

资料来源：刘承宇，2005

（三）人际隐喻

黄国文（1999）指出，系统功能语法解释形式与意义的关系为，形式是意义的体现，意义来自形式与功能的结合。形式和意义之间并不存在着一对一的关系。一种形式可以表达一种以上的意义，一种意义也可由两种或更多的形式体现。在表达语气和情态时，语法中也包含人际性的隐喻（彭宣维，2010）。无论是在语气还是在情态的表达方式上，除一对一的一致体现外，都可能出现语法隐喻现象。人际隐喻（interpersonal metaphor）包括情态隐喻和语气隐喻。

（四）情态隐喻

系统功能学用情态系统解释"是"与"否"之间不确定区域，"情态指的是在"是"和"否"之间的中间级，介于"是"和"否"之间的各种不确定性，例如"有时"或者"可能"，这种介于正负两极中间的区域合成情态"（Halliday，2004）。情态系统被用于现实世界，在具体的语境中考虑情态的功能和意义，尤其提到了在会话中情态意义的表达和实现。在会话交际中，不仅有绝对的断言与否定，还有"是"与"否"之间不确定区域，即信息的相互协商，对可能性或义务性的判断。情态是使语篇或会话具有协商性和对话性的介入资源。情态的主要功能是对话性和协商性（Martin ＆ White，2005），是构建语篇多声（heteroglossia）的重要手段。

在情态意义的表达上，会出现隐喻体现形式。由情态助动词、情态副词或谓语的延伸部分表达的情态都是非隐喻的，而由小句表达的情态是隐喻的，即情态隐喻可以由小句表达。也就是说，情态隐喻中的情态意义除了可由小句中的动词、形容词和名词来表达以外，还可由名物化、动词词组复合体、介词短语，以及相应的不同结构如小句等形式来表达。情态隐喻表达发话人对断言的有效性，而不是命题本身。因此在语义上起支配作用的实际上是被投射句。体现情态意义的小句相当于一个语气状语，以不同的方式表达了同一情态意义，在语法层上形成一个隐喻结构（朱永生，1994）。

要准确分辨出情态隐喻并不容易，因为情态意义表达法的差异很大。Halliday 认为情态取向分为四种（表 3-4）——明确主观、明确客观、非明确主观、非明确客观。明确的主观取向和明确的客观取向都是隐喻性的。功能语法把情态典型表达看作无标记的，把隐喻方式表达的情态看作有标记的。情态隐喻对研究会话、新闻报道、广告等语篇有非常重要的意义，尤其在会话交流中，隐喻是常用的表达情态的方式之一（李战子，2002a）。Halliday 情态隐喻的概念，是对情态系统的丰富和扩大，这是功能语法的重大突破。情态隐喻可以帮助我们更好地理解会话或对会话环境做出判断。

表 3-4　Halliday 情态的取向和类型系统

情态取向	明确主观	非明确主观	非明确客观	明确客观
情态类型	（情态隐喻）			（情态隐喻）
情态化：可能性	I think Mary knows.	Mary'll know.	Mary probably knows.	—
情态化：经常性	—	Fred'll sit quite quiet.	Fred usually sits quite quiet.	It's usual for Fred to sit quite quiet.
意态化：义务	I want John to go.	John should go.	John's supposed to go.	It's expected that John goes.
意态化：意愿	—	Jane'll help.	Jane's keen to help.	

资料来源：Halliday，1994

（五）语气隐喻

在交际中，言语角色多种多样，而最基本的言语角色只有两种，给予（given）和索取（demanding）。要么是说话人给听话人某种东西，要么是向听话人索取某种东西（彭宣维，2010）。交际中的交流物最基本的也是两个，物品—服务和信息。言语角色和交流物的交叉组合，就组成了语气系统的四种最主要的言语功能：提供、命令、陈述和提问。言语功能是作为"交流的小句"（clause as exchange）的语义功能，在语法层由语气来体现。一般情况下，语气系统中体现陈述的是陈述语气，体现提问的是疑问语气，体现命令的是祈使语气，提供可以由几种不同的语气来体现（图 3-1）。系统功能语言学里，这种一个语法范畴体现一个语义特征的通常形式被称为言语功能的一致式。如果不考虑提供的话，在言语功能及其语气的一致体现中（表 3-5），言语功能范畴（语义层面）和语气范畴（词汇语法层面）之间是一一对应关系（范文芳，2000）。

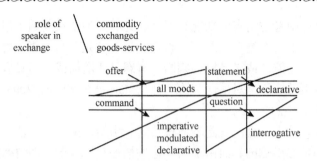

图 3-1 Halliday 的语气及言语功能体现

资料来源：Halliday，1994；魏在江，2003

表 3-5 言语功能及其语气的一致体现

语气类型	陈述	提问	命令	提供
陈述语气	He's giving her the teapot.	—	—	—
疑问语气	—	What is he giving her?	—	Would you like this teapot?
祈使语气	—	—	Give me that teapot.	Let me help you with the trank.

在语言的使用中，语言的意义与结构都是多样而丰富的，语法类型与语义类型之间绝非如此简单的一一对应关系。功能语言学认为，"选择就是意义"，形式是意义的体现，意义来自形式与功能的结合，形式与功能之间并不存在一对一的关系。一种形式可以表示一种以上的意义，一种意义也可以以两种或更多的形式体现（黄国文，1999）。在会话中，一种言语功能可以用几种不同的语气来体现。这是一种语法域向另一种语法域的转移，即从一个语气域向另一个语气域的转移，我们把这种从一个语气域向另一个语气域的转移，称为语气隐喻（范文芳，2000），即"所使用的语气没有表达它通常表达的意义，而是表达另一种意义"（朱永生和严世清，2001）。

第三节　人际意义理论及其实现的多重途径

语言不仅是人与世界反映认知的中介，也是人与人交流的中介。语言交流的重要目的在于建立并维持适宜的人际关系。在语言交流的过程中，会话参与者根据自己的言语角色实现以信息、物品与服务为交流物的意义交换，实施一定的言语功能。系统功能语言学的创始人 Halliday 对语言研究的重要贡献之一，是他认识到语言的人际意义与概念意义有同样重要的地位（Butler，1996）。语言具有的表达讲话者的身份、地位、态度、动机和他对事物的推断、判断和评价等的功能被称作"人际功能"（胡壮麟，2008）。人际功能体现的人际意义表现了语言系统中不同的意义潜势，体现了语言在主体间的交流性。

Halliday（1978）提出语言的"使成功能"（enabling function），通过谋篇意义不仅组织语言的认知意义，还把世界的非认知意义组织为可交流理解的符号现实。人际意义反映的不是对客观世界的认识，而是言语参与者之间的社会关系和社会交际性，并包括话语主体的态度、情感及价值观，即语言的社会交流性（杨才英，2006）。Halliday（1985，1994）认为人际意义主要由语气系统、情态系统和语调系统体现。语气系统主要用以体现发话者和受话者间的交流关系。功能语法把语气作为人际意义的主要成分，在分析会话时，认为对语气的分析能揭示对话参与者的态度、社会角色、权势等人际关系；情态系统主要表现交流双方的社会角色、权势等人际关系；语调系统不仅能体现交流双方的角色关系和社会角色关系，也能表达说话者的态度、评价、判断等。Halliday 的人际意义研究以小句为基本单位，关注小句的语气结构，分析它所体现的不同的言语功能。

Berry（1981）认为，就话语的人际意义而言，交换（exchange）是一个涉及对信息传递进行磋商的单位，可以用如下公式表示：（DX1）X1（X2f）。这一公式表明，在信息交换过程中有 4 种可能的功能，分别是 DX1、X2、X1、X2f（X 表示知识占有者或行为发出者）。

Martin（1985）认为，Berry 对话语结构的描述在当时是最充分的，她的描述定义了何为一个结构良好的信息交换，同时又是判断不同类型交换的标准。但 Martin 指出，在会话中，讲话者可以有打断和重复，这是 Berry 所忽略的。因此 Martin 提出了研究话语结构的双重观点，一是把话语看成一个结果，认为话语是一个整体（synoptic），是静态的；二是把话语看成一个过程，是动态的。Martin 对话语结构的研究建立在语篇层次的基础上。他认为在语篇内部存在处于不同位置的语篇系统，这些语篇系统的互动是语篇生成的基础和动力。Martin（1992）认为，就话语结构而言有三个系统，即磋商、言语功能和语气。其中磋商和言语功能处在语篇语义层面，语气处在语篇的词汇语法层面。Martin 对话语结构动态的描述借用"追踪"（tracking）和"挑战"（challenging）两个系统网络来完成。他认为"追踪"与话语的概念意义相联系，而"挑战"与人际意义密切相关。Martin（2000）提出的评价系统是对实现人际意义资源的扩展，为从语篇层面的人际意义研究提供了很好的理论框架。

综上所述，语言在交际中被用于建立和保持人际关系，表达说话人的态度和评价等，并以此产生不同的影响。在建立和保持人际关系过程中，语言具有多种多样的言语角色，最基本的角色是给予和索取，即说话者的交流角色。而交流物最基本的也有两种：物品和服务（goods & services），信息（information）。因此，在人们的言语交流中就产生了给予物品/服务和信息，索取物品/服务和信息。交流角色和交流物组成了四种最主要的言语功能：提供（offer）、命令（command）、陈述（statement）、提问（question）。在语法层面，人际功能的交流角色由语气（mood）体现。此外，体现人际功能的还有社会角色。社会角色包括交流者之间地位的平等与否、亲疏关系，以及所拥有的权势关系。社会角色在语法层面主要由情态（modality）来体现。语篇语义层面的人际意义主要由评价（appraisal）来体现。由此可见，人际意义实现的手段是多重的，资源形式是多样的（图 3-2）。有从小句层面的，也有从语篇层面的，根据 Halliday 和 Simon Dik（1997）、李战子对人际意义的理解，人际意义可以从三个方面来考察，即认知的、互动的和评价的。互动由语气来实现，认知和评价分别由情态和评价来实现。

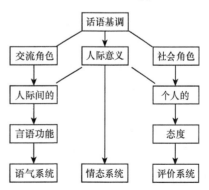

图 3-2　人际意义系统

资料来源：杨才英，2009

（一）语气系统

语气是实现人际意义的重要途径，它是会话参与者建构人际意义的语法资源，它从三个方面为人际意义提供了潜势：①语气体现了言语角色，反映了交际者的基本话语权势；②语气体现了说话者的言语功能和交际目的；③语气还体现说话者的态度和交际姿态。交际参与者通过人际意义潜势所提供的语法资源在互动中建构会话语篇，使小句具有对话性，从而使交际参与者之间的互动和意义磋商成为可能。

1. 语气成分 每种语气包含不同结构的句子成分，其中最基本的两种是主语和定式操作语。主语是小句的核心，主语负责命题（或提议）的有效和成功，没有主语会话就很难推进。定式操作语是对一轮命题提供参考点，将命题与交际中的语境联系起来（胡壮麟，2008）。由此胡壮麟等认为"语气具有明确的语义功能，它使小句成为一个交际行为"（胡壮麟，2008）。语气块中的"主语"看上去沿用了传统语法中的术语，但在这里其实是一个功能的术语，传统语法中的"主语"即语法主语只有一个语法上的功能，而这里谈论的是语义主语不再是一个任意的语法项目，做一个小句的主语在语义上是有所意味的（Halliday，1994）。

2. 语气类型 会话受到交际目的的激发。会话中，每一个话步通过选择语气实现小句的言语功能。语气成分——主语和定式操作语可以决定其所在小句的语气类型。英语中，最基本的语气类型是直陈语气和祈使语气。直陈语气包括陈述语气和疑问语气，疑问语气包括 yes/no 疑问语气（是非疑问语气）和 wh-疑问语气（特指疑问语气）。疑问语气的结构通常是定式操作语+主语，当 wh-成分和主语重合时除外。yes/no 疑问句，在会话中通过寻求和确认信息以实现交流；wh-疑问句，是把提问人希望提供的信息明确下来（Halliday，2008）。

研究语气类型选择，可以揭示交际中说话者如何通过语言建构不同的社会角色、权势关系等人际关系。说话者在社会文化语境中所扮演的角色很大程度上会影响语气系统的选择（Eggins & Slade，1997）。语气的选择可以确立会话参与者的言语角色，例如，选择陈述语气，确立给予信息的角色；选择疑问语气，确立索取信息的角色；选择祈使语气，确立索取物品-服务的角色。会话者给自己确立了特定的言语角色，就为听话人指派了他希望对方有的相应角色（Halliday & Matthiessen，2008）。Eggins 和 Slade（1997）分析指出，语气的选择有建构社会身份的作用，一般疑问句表明询问或确认的态度；特殊疑问句让听者参与对话。在实际会话中，听话人的回应不尽相同，他可能接受、拒绝、反驳或是拒答。由此，会话在这样不断的角色选取和指派中向前推进，并在互动交际中体现出会话者的身份、地位、态度和评价。

（二）情态系统

情态是一种主观判断，是实现人际意义的重要手段之一。情态能表现作者或说话人的评价或态度。Quirk 等把情态意义看作是说话人对命题真实性的判断（Quirk, et al., 1985）。系统功能语法指出，情态是说话人对自己命题成功性和有效性的判断，或在命令中要求对方承担的义务，或表达个人意愿。情态不仅包括情态动词，也是语言态度特征的曲折变化，表达了说话者的观点和态度。

1. 情态类型 情态意义的归一性表现为肯定和否定，情态所表达的是在归一性之间的不同等级的可能性。通常，有四种情态化方式：概率（probability）、频率（usuallity）、义务（obligation）和意愿（willingness）（表3-6）。Halliday（Halliday，1994；Thompson，1996）把说话人对命题可能性的判断的情态类型称为"情态"（modalisation），把涉及说话人对命题的合意性做出的判断的情态类型称为"意态"（modulation）。

表 3-6 情态和意态

情态类型	情态（信息）	概率	possibly/probably/certainly
		频率	sometimes/usually/always
	意态（物品与服务）	义务	allowed/supposed/required
		意愿	willing/anxious/determined

资料来源：Halliday，2004

2. 情态量值 话语含有的情态意义的强弱，能反映出会话双方的关系亲疏、权势大小和地位高低。Palmer（1990）和 Perkins（1983）均把情态动词分为两类：主动情态动词（primary modals）和从属情态动词（secondary modals）。不同的情态动词表达的态度、礼貌和情感有所不同。从属情态动词通常比主动情态动词更委婉、客气，因此更礼貌、更有亲和力。主动情态动词表达的意义要强烈、肯定些。Halliday 就概率、频率、义务、愿望等范畴，给每种情态动词赋予了值，分为低值、中值和高值。从情态值中也能反映说话人的态度和礼貌程度。情态值越高，说话人的态度就越肯定、强烈。反之，情态值越低，说话人的态度就越温和、委婉，会话的另一方在回答上有更多的余地和选择。因此，系统功能语法把情态看作是人际功能的重要实现手段。

3. 情态责任 Thompson（1996）指出，在交际中说话人会用许多手段来掩盖他的责任，即情态责任（modal responsibility）。情态责任是研究会话意义的一个非常有价值的项目。Poynton（1985）发现体现高度情态责任的模式的选择和高度可能模式的选择是一致的，通常由社会地位高、具有权势的人采用。而温和的、权势低的人通常采用倾向模式的选择和低可能性模式选择。

4. 情态取向 Halliday（Halliday & Matthiessen，2004）把从主观和客观两个角度表达的情态称为情态取向，主要研究说话者如何表达意愿。Halliday 把情态取向归纳为明确主观取向、明确客观取向、非明确主观取向和非明确客观取向，前两者都是隐喻性情态，也可称为主观显性、客观显性、主观隐性和客观隐性。主观显性通过小句和情态词汇来实现；主观隐性通过情态动词和评论附加语实现；客观显性通过使小句和名词性情态实现；客观隐性通过情态附加语和情态词汇来实现。说话者可以用说明这是他主观看法的方法表达自己的观点，也可以用使之看起来是事件本身性质的方法使主观的观点客观化。

（三）评价系统

20 世纪 90 年代，澳大利亚语言学家 Martin 在 Halliday 系统功能语法基础上，提出了评价系统（appraisal systems）的理论，它是人际功能理论的延伸。评价系统涉及各种态度、情感的强度，以及确定各种价值来源的手段（Martin，2000）。Martin（2000）定义评价理论为，"评价理论"是关于评价的，即语篇中所协商的各种态度、所涉及的情感的强度，以及表明价值和联盟读者的各种方式。他认为，在交流中，人际关系和社会关系可以通过评价系统去调节。Martin 和 White（2005）指出，评价理论是研究如何用语篇来构建言语社团所共有的情感和价值；用语言机制来构建共同的口味、情感和规范的评价的。他们也指出，意义是语言体现社会文化的主要层面，社会符号范畴化的进程会带来意义范畴化，所以评价理论中的意义范畴化是用于体现社会交往特征的（Martin & White，2005）。Martin 的评价系统包括三个子系统：态度（attitude）、介入（engagement）和级差（graduation）。

态度系统是评价系统的核心,包括情感、判断和鉴赏。态度指心理受到影响后对行为、文本/过程及现象做出的判断和鉴赏。介入系统由单声和多声构成,多声又分为收缩和扩展。介入指说话人在交际中介入责任。级差系统由语势和聚焦构成。语势主要涉及强度和数量。对强度的评价主要包括数量和过程;对数量的评价涉及实体。聚焦包括锐化和柔化,适用于以典型性为依据的不可分级的范畴。级差是对介入和态度的分级。三个子系统是纵聚合系列。在评价系统后来的研究中不少学者对其进行了进一步的修正和完善。例如,Bednarek(2006,2007)对情感系统和评价系统体现形式进行了修正;Hood 和 Martion(2007)对级差系统作了修改;White(2012)对介入系统作了修改。本书为了对医患会话进行更细致深入的研究,选取了实现人际意义的重要手段之一的语气系统进行系统、科学的研究。

本章对系统功能语言学的建立和发展的四个阶段进行了回顾。Halliday 的系统功能语法在受到 Firth 思想影响后,又历经阶和范畴语法及系统语法阶段,最终迈入功能语法阶段。在几十年的发展中,以 Halliday 为首的语言学家不断吸收其他语言学派的精华,不断改进提升,使系统功能语言学成了真正应用型的语言学。

在对系统功能语法六大核心思想简要介绍基础上,重点简述了实现人际功能的三个语法途径:语气系统、情态系统和评价系统。本书的研究是针对医患会话中医生语气选择及其人际意义实现展开的,在研究基础上还进行了疑问语气选择、句末疑问语气词选择和语气隐喻实现人际意义的研究。本书将结合汉语语言的特点,利用系统功能语法的语气系统理论、人际意义理论、会话分析理论和概率理论研究真实的医患会话语料。语气是人际意义的重要成分,是实现人际意义的重要资源。因此,对医患会话中语气选择,尤其是疑问语气选择的重点研究,能真实地反映汉语医患会话的特征及其如何实现人际意义。

第四节　医患会话研究中的其他重要理论

一、会话分析理论

语篇分析(discourse analysis)是 20 世纪 60 年代末发展起来的一种语言研究方法。语篇(discourse)是指在实际运用中连贯的语言片段,书面语和口语。语篇分析主要有两种研究倾向,以 T. A. van Dijk 为代表的侧重书面语的研究和以 Sacks 为代表的侧重日常口语的会话分析(conversational analysis)。会话是一个言语活动过程,其中每一步都是信息交换和双方相互协商的结果,都是正确理解下一步的语境。会话既是社会契约,又是人相互依存的必需(Brown & Yule,2000)。对会话的研究开始于 20 世纪 70 年代,以 Sacks、Schegloff 和 Jefferson 为首的一批社会学家将会话视为一种相互合作、具有功能性的社会行为加以研究。"会话分析"的研究语料是自然情景下发生的会话。研究者把日常会话进行录音、转写,然后用会话分析的序列结构、话轮转换和会话修正等理论来描写日常话语的会话结构、会话策略、会话风格等,并在具体语境下研究会话所表现的意义和功能。这种主要针对会话结构的研究,可以帮助我们掌握会话构造和进程。

（一）会话分析步骤

Have（1990）把会话分析的工作模式概括为 7 个步骤。

（1）用录音或录像设备记录会话。会话研究的对象是自然语言。无论是有明确目的的会话还是随意、即兴的无明确目的的会话，都是在人们交际过程中产生的真实、自然的语言。这些语言需要进行记录才能被研究。记录会话是研究会话最基本的步骤。使用录音或录像设备记录会话，不但可以记录复杂多变的言语活动，而且可以避免用主观判断来代替和歪曲言语活动。这样对言语活动的描写就更客观、真实。

（2）转写会话。用录音或录像设备记录的会话，要转写成文字才能更方便地被研究。转写会话是项非常困难的工作。转写并不是完全的复制，可以考虑研究的需要进行有选择的转写，但应该尽量忠实。转写会话的同时，还要根据研究的需要对会话进行标注。

（3）选择会话片断。根据研究的目的或研究的兴趣，研究者选择需要的会话片段。

Have 的其他 4～7 的步骤均是对会话片断的理解。在具体的语境下，采用话语分析的结构分析法对已经选择的会话片断进行标注和理解。在分析理解中，可以采用多种手段，如把对单个片断所做的分析用于其他相似或者相反的例子的分析，以此来检验研究者所做分析的可信程度。

（二）话轮

会话不同于其他语篇在于会话是开放性的，会话者按照交际规则轮流讲话，构成了一个又一个话轮。话轮（turn）是 Sacks 等提出的概念，它是会话的基本单位，由言语或非言语形式构成。言语或非言语形式在会话中同等重要，它们表达命题意义，属于会话中的基本话语。话轮的定义可以解释为，会话参与者在会话过程中所得到的一次说话权，以及从得到这个说话权开始到想放弃说话权或者不得不放弃说话权为止所说的话称为一个话轮（Sacks, et al., 1974）。Edmondson 认为，话轮包括两方面的含义，一是指在会话过程中的某一时刻成为说话者的机会；二是指一个人作为讲话者时所说的话（Edmondson, 1981）。由此可见，话轮具有连贯语义特征，在会话过程中发挥交际功能，其结尾以说话者和听话者的角色互换，或双方的沉默等放弃话轮信号为标志。

（三）话轮转换

话轮在不同说话人之间的转换就被称为话轮转换（turn-taking）。Garfinkel 和 Sacks 发现，人们社会交际中话语的组织受某种机制所控制，并由此提出了话轮转换模式（systematics of turn-taking in conversation），也就是从会话参与者的话轮转换方式中发掘会话结构的规则。在话轮转换系统中有两个组成部分——话轮构成和话轮分配（a turn constructional component & a turn allocational component）（Sacks, et al., 1974；Levinson, 1983）。话轮的构成可以由任意四种不同长度的话语单位构成，独立的单词、不包含主谓结构的短语、非完整分句、完整的句子（Nofsinger, 1991）。Fasold（2000）也提出构成话轮的单位为单词、短语、小句和句子。话轮构成控制着话轮的语言长度和组织特点。话轮分配即发言权的分配，也就是一个话轮向另一个话轮转换。Sacks（1974）等认为，话轮转换一般发生在转换关联位置（transition relevance place, TRP），即一个话轮可以识别的终止位置，也就是一个话轮构成单位（turn constructional unit）中受话者认为可以发生话轮转换的位置，如句子或分句的结尾处。话轮分配有两种实现方式：①说话者可以通过提名、代词、称呼语或者用手指、眼神等指定下一个说话人；②下一个说话者自我选定。"话轮转换是话语分析中的核心问题" Fasold（2000）。

（四）序列结构

序列结构关注的是"交谈中行为的结构，即行为或话步如何连贯、有序、有意义地承续或连接"（Gibson，2007）。Schegloff 等（1977）主张两个话轮的序列才是最基本的序列，相邻对子构成最基本的序列结构。会话中的"问"—"答"就是最基本的序列结构。多话轮的序列是基本结构的扩展。基本序列结构的扩展包括前扩展（pre-expansion），插入扩展和后扩展。前扩展，指扩展出现在相邻对子第一部分的前面。Schegloff 等（1977）区分了两种前扩展，特定类别的前扩展与一般的前扩展。特定类别的前扩展包括邀请前序列、提供前序列、宣告前序列、讲述前序列和一种前序列的前序列。一般的前扩展指"召唤—应答"（summons-answer）相邻对子。插入扩展位置在相邻对子第一部分和第二部分之间。插入扩展可以用于解决相邻对子第一部分的问题，也可以用来确立即将出现的第二部分的一些先决条件。插入扩展可以多次出现，序列结构较复杂。后扩展的位置在相邻对子第二部分后面。Schegloff 等（1977）提出了"最简后扩展"和"非最简型后扩展"两个概念。三种常见的"最简后扩展"方式是：表示收到信息的"oh"、表示对前面序列及所体现的立场进行接受的"ok"、表示评价的话轮。"非最简型后扩展"包括他人引发的补救序列，通过重复前面话语的一部分进行话题化的序列，对第二部分进行拒绝、挑战、质疑的序列和由相邻对子的第一部分的发出者完成的、对第一部分进行调整之后形成的后扩展序列。

（五）会话修正

Schegloff 等从 20 世纪 70 年代开始进行会话修正研究。会话修正旨在描写"各种自然发生的交互性语言现象中的结构特征，并把它们作为社会行为加以分析"（Psathas，1995）。根据 Schegloff 等的研究，修正由三部分组成：修正阻碍（trouble source）、修正的启动（initiation of repair）及修正的完成（completion of repair）（Schegloff, et al., 1977）。同时，Schegloff 等提出了修正的两种分类方法：①按照修正相对于阻碍及其在话轮序列中的位置关系来分，可分为同话轮修正（the same-turn repair）、第二话轮修正（the second-turn repair）、第三话轮修正（the third-turn repair）和第四话轮修正（the fourth-turn repair）；②按照是自己还是他人启动或完成修正来分，可分为自我启动自我修正（self-initiation self-repair）、他人启动自我修正（other-initiation self-repair）、自我启动他人修正（self-initiation other-repair）及他人启动他人修正（other-initiation other-repair）。修正是会话结构中的一个重要组成部分，属于会话中人们最常用的插入语列之一，又被称为旁插语列（side sequence）。修正在会话交际中可以订正误交际，协调多个话轮，使交际顺利进行。

会话分析通过话轮转换、序列结构、会话修正等概念，对真实的会话结构进行客观的描述性研究，为研究社会行为的构建提供了一个全面而先进的理论。

二、概 率 理 论

Jurafsk（2003）认为语言是概率性的。概率在语言理解和产生方面，对意义提取、分解和生成起作用；概率在语音学和形态学方面，对可接受性判断和替换性起作用；概率在句法学和语义学方面，对范畴梯度化、句法合格与否的判断和解释起作用；概率在建立语言变化和差异模型中更起到关键作用。

自 1930 年来，布拉格学派的语言学家一直致力于某些语法过程频率的定量研究。系统功能语言学认为，语言是一个庞大的语义选择网络，语言系统描述的是语言意义生成的可能性，是意义潜势，系统的精密度越高、网络越复杂，对语言意义的描述就越精细。Halliday 从 20 世纪 50 年代初便使用简单的概率统计研究汉语，他对汉语语法系统中的范畴赋予频率。从这些频率统计中，他希望发现"不同系统之间的关联程度"，他认为"语言系统天生是盖然率的，语篇中的频率是概率在语法中的实例化"（Halliday，1991b）。他指出语言系统本质上具有概率性，语言系统中词汇语法模式的概率决定了语篇的类型。Halliday（1993）具体阐述为"我希望构建的系统模式不是简单的'a 或 b 或 c 的选择'，而是具有一定概率的'a 或 b 或 c 的选择'，也就是说，任何一个语言系统中的词汇语法选项在具体的语篇当中都体现为一定概率的选择"。语言定量分析的基础是语篇的频率使语言系统中的概率实例化（胡壮麟，2005）。数据的基本特征是频数（frequency），表现为概率关系。频数在语言理解和语言产生中起到关键的作用。频数的意义不在于它们能预示某个实例，而是预示总的范式。定量分析能说明选择时的概率，因此对定量分析的大量需求，导致以概率为基础的语言研究的蓬勃发展。

Halliday（1991b）指出，所谓语域的变异，关键是概率，因此语域可定义为概率的经常出现的变异，语域是对语义和某种频率的某种结合的选择，可制定为语法系统所附带的概率，只要这些系统在语法的聚合性解释中被整合在总的系统网络中。语法系统通常分为两类：一是概率均等，某些语法结构在系统中的选择机会均等，没有所谓的标记性；二是概率倾斜，某些语法结构在系统中的选择有倾向性，出现频率高的就是无标记性的，出现频率低的就是有标记性的。由此可见，区分有无标记性是把握语言特征的有效途径。

概率理论有许多实际用途。概率理论可以解释语言的历时变化，在语料库中层现的频率范式为语言的历史变化提供了解释；概率理论对辞书的编辑有很高的指导价值，如词数统计；可以进行文体的分析，如研究句子搭配，研究科技体、新闻体、文学体等的语言特征。

会话分析理论是对会话结构客观描述的先进理论。它把社会生活中真实的会话进行录音、转写，再运用序列结构、话论转换、会话修正等理论研究会话表现的意义和功能。本书的语料是真实的医患会话，会话分析科学、客观的分析方法，为本书语料的收集、转写、归纳、分析提供了重要的理论支持。概率的理论能帮助研究者更好地进行定量分析。频数在语言理解和语言产生中起到关键的作用。概率理论被大量用于实践中，它能对语言特征进行很好的解释。

第四章

汉语医患会话中的语气选择特征

语气（mood）源自拉丁语 modus，意义是方式（manner）。Jespersen（1924）认为，语气是以句子中动词形态的曲折变化为语法形式，来反映说话者对句子判断的心理态度这一语法意义的形态句法范畴。因此在他看来，语气是一个句法范畴（syntactic category）或形态句法范畴（morphosyntactic category），而不是语义范畴（semantic category）或概念范畴（notional category）。Booth（1837）也指出，根据语法形式与语法意义的严格对应关系，只有通过动词形态变化反映出的心理态度才能称为语气。

从人际交往的参与者来看，语气表示说话者的心理态度。这个"态度"不是一般意义的态度，确切地说语气是一种方式（mode/manner），这正好和语气的起源词意义吻合。恰如 Alfreds（1896）所言："语气是由动词形式显示出的行为表述方式。"因此，语气的语法意义就是说话者表述的方式。后来这一方式的意义得到了更深层次的发展，Scott（2008）认为，语气是说话者反映自己对现实世界的事实（reality）和主观事实的意图（intent）的认知方式。由此，我们也可看出，语气是形式先于意义而提出的概念。

第一节　英语语气系统

一、英语语气系统概述

表 4-1　小句功能及类型

小句类型	典型用途
declarative	statement
closed interrogative	closed question
open interrogative	open question
exclamative	exclamatory statement
imprative	directive

资料来源：Huddleston & Pullum, 2002

语言不同，语气的类型也有差异。不少学者把语气类型与句子类型（sentence type）的研究关联起来。判断句子类型的标准主要有结构（structure）和功能（function）这两种。Sadock 和 Zwicky（1985）提出了基于交际功能给句子类型分类的三个原则：①所有句子类型应该形成一个系统，而且每种类型都有相应的形式；②各种类型应该相互独立，即在同一个句子中，两种句子类型的标记不能同现；③类型与言语行为有传统的关联性。就英语句子类型，主流的观点认为主要包括四种类型——陈述（declarative）、疑问（interrogative）、感叹（exclamative）和祈使（imperative）。随着句法分析及功能研究的深入，学者发现小句的功能类型能更准确地描述句子的句法构成和功能搭配（表 4-1），由此小句的重要性被提出。

二、系统功能视角下的英语语气系统

语言除具有表达讲话者的亲身经历和内心活动的功能外，还具有表达讲话者的身份、地位、态度、动机和对事物的推断、判断和评价等功能。语言的这一功能被称作"人际功能"（胡壮麟，2008）。人际功能是以 Halliday 为代表的系统功能语言学的三大元功能之一，它作为"意义潜势"，使说话者参与到交际中，体现了说话人和听话人在话语情境中的交际关系，表达了说话人对听话人及所说内容的态度和判断，并试图影响别人的态度和行为。Halliday（2005）认为，人际功能主要通过话语基调、语气系统、情态等几方面实现，其中，语气是人际意义的主要成分。

"词汇语法观"是 Halliday 功能语法的一个重要观点，他指出："看待'功能'语法的一种方式是把它看作是一种朝向话语语义的语法，换言之，当我们说我们在功能地揭示语法时，我们是在突现它作为阐释意义的资源这一角色。"（Halliday，1994）在交际中，小句作为交换的意义所体现的语法系统就是语气系统（朱永生，2005）。语气是人际功能的语义系统之一，是实现人际意义的主要语法范畴。语气成分由主语 + 谓语动词的述定部分（finite）实现，剩余部分包括附加语、补语和谓语动词。需要指出的是，作为语气重要成分之一的"主语"和传统语法的主语有所区别。Halliday（1994）指出，语气中的"主语"看上去沿用了传统语法中的术语，但在这里其实是一个功能的术语，传统语法中的"主语"只有一个语法上的功能，而这里谈论的是语义。

交际中，虽然言语角色多种多样，但最基本的任务只有两种：给予和索取。说话者给予听话者某种东西或者向他索取某种东西，"给予"意味着"请求接受"；"索取"意味着"请求给予"。会话的过程就是说话者和听话者的交换过程，交换的进行主要和语气相关。交际中的交流物包括两类：物品和服务、信息。当说话者希望听话者做什么事的时候，交流的是物品和服务；当说话者需要语言回答时，交流的是信息。由此形成了四个基本的言语功能，即提供、命令、陈述和提问。这四个基本的言语功能由语气系统来体现。小句表达语气的原则是，"直陈"（indicative）语气用于交流信息；"陈述"（declarative）语气在直陈范畴内表达陈述，"疑问"（interrogative）语气表达提问。体现疑问语气的疑问句在思维和交际中有独特的地位，受到了语法学家的关注，并成了近几年语言研究讨论的焦点之一。

第二节　汉语语气系统

一、汉语语气系统概述

马建忠（1983）用英语的 mood 来解释汉语的助词功能，语气作为独立的语法范畴被引入现代汉语体系。后来的学者如刘复、黎锦熙等把汉语语气系统加以发展。英语语法中语气与句子类型（小句类型）的关联研究，极大地影响了汉语界的学者。汉语语法界不少学者在研究汉语语气系统时，纷纷对照英语的句子类型（小句类型）。较早进行对比研究的有章士钊和刘复。章士钊（1907，1990）认为，汉语的句子类型是叙述句、疑问句、命令句和感叹句，刘复（1919，1990）认为，汉语的句子类型包括直示句、感叹句、询问句和命令句。他们都提出汉语的四种句子类型的观点，是最早把句子分类的依据归结为"语气"的学者，使得汉语界对语气的研究和句子类型建立了关联。此外，汉语界学者对句子类型的借用，也把汉语中的句末语气词的功能和语气类型研究联系起来了。

系统功能语言学的创始人 Halliday，曾于 20 世纪 50 年代师从汉语学者王力，因此他的方言学研究方法、语法的语义基础和中国语言学史的研究都深受王力影响。王力的思想成熟于 20 世纪 40 年代，其间正好 Halliday 师从王力。在研究方法上，王力重视将语言与语言的使用者联系起来，重视将语言的语义和功能联系起来。这和 Halliday 的系统功能语言学是适用性语言学，以及"语言意义的基本组成部分就是功能的组成部分"（Halliday，2000）的思想是一致的。在汉语语气研究上，王力与 Halliday 的联系更加突出和紧密。王力认为，语气是语言所表达的各种情绪，根据功能把虚词分成了语气词、副词、联结词、记号等，根据位置分布，把有表达语气功能的词分成了语气词和语气末品（语气副词）。Halliday（1959）在《元朝秘史的汉语语言》中对语气的分类（表 4-2）和王力的情绪语气系统有不少一致的地方。王力和 Halliday 的语气研究都是以小句为单位的研究，小句是研究语气的基本单位，他们对语气的分析都有一定层次性，而且他们都关注了语气与极性的关系。总之，在 Halliday 发展和完善自己语气系统研究过程中，王力的思想很大程度上影响了他，他把王力的重视语气的心理意义提升到人际层面，突出语境和言语者的重要关联。

在这之后，不少中国学者借鉴 Halliday 的系统功能理论来研究汉语语法（如 20 世纪 80 年代情态）这一概念被引入汉语语法分析（廖秋忠，1989）。贺阳（1992）等学者又将情态的内涵融入对语气的诠释中，这使得汉语语气的研究在内涵和关系上与情态也建立了关联。这种关联直接影响到汉语语气系统概念的分析、界定、分类和解释。其后又有大批的英语学者如胡壮麟、朱永生等对 Halliday 的系统功能语法进行了进一步的解释和运用。国外学者和中国学者在语气系统的研究中相互的影响、相互借鉴，这样千丝万缕的联系使得系统功能语言学理论为汉语研究提供了很好的理论借鉴和支持，同时也推动了英语系统功能语法和汉语语法研究的共同进步。

表 4-2 Halliday 在《元朝秘史的汉语语言》中的语气分类

类别	项
语态	与格语态、被动语态、主动语态（中性语态）
体态	完成体态、进行体态、非完成体（中性体态）
语气	疑问语气、祈使语气、确定语气（中性语气）

资料来源：杨才英和赵春利，2003

二、汉语语气的定义

因为和英语语气系统相互影响和相互借鉴的错综复杂的关系，也因为汉语语法体系自身的发展问题，使得目前的汉语语法体系中的语气概念比较模糊，学者对因为英语概念语气、句子类型和情态引起的纠缠众说纷纭。语气的概念具有代表性的观点有以下几种。

（1）王力把"凡语言对于各种情绪的表示方式叫作语气；表示语气的虚词叫作语气词。"（王力，1985）。王力的定义把语气与人的情绪联系起来，也就是说语气是和人紧密相关联的，但他没有从会话的参与者的角度研究语气的意义。

（2）吕叔湘（1982）把语气分为广义和狭义，他认为狭义语气是"概念内容相同的语句，因使用的目的不同所产生的分别"，包括与认识有关的直陈和疑问、与行动有关的商量和祈使、与感情有关的感叹和惊讶等。广义的语气还包括语意和语势，语意指"正和反，定和不定，虚和实等"；语势指"说话的轻或重，缓或急"。吕叔湘的定义把语气的概率与功能联系起来，而且他的概率涉及会话中的参与者。

（3）贺阳（1992）对语气的定义是，语气是通过语法形式表达的说话人针对句中命题的主观意识。从语义上看，语气是对句中命题的再表述；从形式上看，语气要通过语法形式来加以表现，这个语法形式必须是封闭的。贺阳的定义明确提到了语气是用于交际的，而且能实现人际意义的语法资源。

（4）对汉语语气系统的认识，近来受到西方语言学的影响更大，甚至有和西方语言学融汇的趋势。如杨才英（2009）认为，汉语研究中的语气基本上等同于系统功能语言学的人际功能；赵春利和石定栩（2011）认为，汉语的语气是说话者表述话语的方式，可分为与情态对应的直陈、祈使和虚拟三种类型。

三、汉语语气的分类

王力是中国20世纪40年代划分汉语语气系统最详尽的学者，他把汉语语气分为四大类，十二小类（王力，1985）：①确定语气包括决定语气（了）、表明语气（的）、夸张语气（呢、罢了）；②不定语气包括疑问语气（吗、呢）、反诘语气、假设语气、揣测语气；③意志语气包括祈使语气、催促语气、忍受语气；④感叹语气包括不平语气、论理语气。

与语气相关的还有语气末品、情绪的呼声和意义的呼声（叹词和人际接续词）。

齐沪扬（2002a）对王力、吕叔湘和高名凯的语气分类进行了归纳对比（表 4-3），并提出了自己的分类（表 4-4）。

表 4-3　王力、吕叔湘和高名凯汉语语气系统的划分

王力的分类		吕叔湘的分类			高名凯的分类	
确定语气	决定语气	语意	正反	肯定		否定命题
	表明语气			不定		确定命题
	夸张语气			否定		询问命题
不定语气	疑问语气		虚与实	实说	疑惑命题	传疑命题
	反诘语气			虚说		反诘命题
	假设语气		与认识有关	直陈	命令命题	强制命令
	推测语气			疑问		非强制命令
意志语气	祈使语气	语气	与行动有关	商量		
	催促语气			祈使		感叹命题
	强受语气		与感情有关	感叹、惊讶		
感叹语气	不平语气	语势	轻与重			
	伦理语气		缓与急			

资料来源：齐沪扬，2002a

表 4-4 齐沪扬汉语语气系统的划分

功能语气	陈述语气	肯定语气
		否定语气
	疑问语气	询问语气
		反诘语气
	祈使语气	请求语气
		命令语气
	感叹语气	
意志语气	可能语气	或然语气
	能愿语气	能力语气
		意愿语气
	允许语气	允许语气
		必要语气
	料悟语气	料定语气
		领悟语气

资料来源：齐沪扬，2002a

胡明扬（1981）把语气从内涵上分为三类：表情语气、表态语气和表意语气。表情语气指说话者由于受周围的事物或说话者说话内容的刺激而产生的情感，如赞叹、惊讶、不满等；表态语气指说话者自我说话的态度，如肯定、不肯定、强调、委婉等；表意语气指说话者向对方传递的某种讯息，如祈求、命令、提问、追诘、呼唤、应诺等。

孙汝建（1999）认为，语气是指说话人根据句子的不同用途所采取的说话方式和态度，语气只有陈述、疑问、祈使、感叹四种。邢福义（1991）也认为，根据语气的不同，小句可以分为陈述、感叹、祈使和疑问。

贺阳（1992）对汉语语气系统作了详尽而系统的分类，他归纳语气系统为三个子系统（表 4-5）：功能语气系统、批评语气系统和情感语气系统。功能语气表达句子在言语交际中所具有的言语功能，表示说话人使用句子所要表达的某种交际目的。批判语气表示说话人对说话内容的态度、评价和判断。情感语气表示说话人由客观环境或句中命题所引发的情绪或感情。

表 4-5 贺阳汉语语气系统

功能语气系统	陈述语气		句末用句号，而不具有祈使语气
	疑问语气	询问语气	句末用问号，而不是反诘语气
		反问语气	句末有问号，句中有语气副词"难道、何尝"及"不行、不成"等词语，或句末带问号的否定句
	祈使语气		句末用句号或感叹号，而不具有陈述或感叹句
	感叹语气		句末的感叹号，句中有"太、多么"等程度副词，或有"这么、那么"等表程度的指示代词
评判语气系统	认知语气	确认语气	句末没有问号，也没有语气词"吧"
		非确认语气	句末有问号，而不是反诘语气，句末无问号，但有语气词"吧"
	模拟语气	或然语气	助动词"会、可能"等或语气副词"也许、或许"等
		必然语气	语气副词"一定、必然、可以"等
	履义语气	允许语气	助动词"能、能够、可以"等

续表

		必要语气	助动词"会、可能、要"等或语气副词"必须、一定、务必"等
情感语气系统	能源语气	能力语气	助动词"能、能够、可以、会"等
		意愿语气	助动词"肯、愿意、情愿、想"等
	诧异语气		语气副词"竟、竟然、居然"等
	料定语气		语气副词"果然、果真"等
	领悟语气		语气副词"难怪、原来、敢情"等及叹词"噢"
	侥幸语气		语气副词"幸亏、幸而、幸好"等
	表情语气		不属于上述四种还必须感语气的，用叹词或语气副词表达

资料来源：贺阳，1992

系统功能语法的语气系统对汉语语气的研究当然有很大的借鉴意义，但汉语是有着自身鲜明特征的语言，对汉语语气系统的研究绝对不能照搬和要求——对应。汉语语法系统中的语气系统是一个非常复杂和宽泛的概念，它既包括体现说话人态度和判断的语气和情态，包括语气虚词的情感态度，也包括语调，而且汉语语气和情态之间的界限模糊不清。由于汉语注重过程和行为，因此谓语或谓语动词的有效性成为决定语气选择的关键因素。

第三节　汉语医患会话中的语气选择及其人际意义

前文已经提到，Halliday 认为会话的过程就是说话者和听话者的交际过程。交际中的交流物包括两类：物品和服务、信息。当说话者希望听话者做什么事时，交流的是物品和服务；当说话者是需要语言回答时，交流的是信息。由此而形成了四个基本的言语功能，即提供、命令、陈述和提问，这四个基本的言语功能由语气系统来体现。实现言语功能的语气包括"直陈"（indicative）语气用于交流信息；"陈述"（declarative）语气在直陈范畴内表达陈述；"疑问"（interrogative）语气表达提问。语气具有体现会话双方社会地位、权势、教育背景等人际意义的功能，特别要提到的是"权势"。"权势性是人际意义的一个次类，是基于人际关系而确立的一个潜在范畴，具体体现在词汇的语体特征上"（彭宣维，2011）。彭宣维（2011）这里提到的权势关系，主要包括三个方面：①话语参加者间的社会等级距离和心理距离产生的人际关系；②交际场合的庄重程度产生的交际情境的庄重性；③交际内容的专业化程度产生的专业性。

在 Halliday 看来，当语言被构建为系统网络时，语言系统同时被赋予了概率性本质，他认为选择某个词汇语法选项的意义部分在于该选项被选择的概率（刘英，2013）。本章将结合汉语的功能语气系统和语言系统的概率性，从实现语气的句子类型陈述句、疑问句、祈使句和感叹句的概率分布特点，来分析医患会话中语气选择的特征。

一、汉语医患会话中语气选择概况

某些语言模式会受到外部因素的影响，例如医院区域差异，医院医疗能力差异，同一医院内专业差异等。语料来自国内一所三级甲等医院的 12 个科室的门诊医患会话，包括皮肤科、神经内科、消化内科、肝胆科、妇科、心血管内科、呼吸内科、肿瘤科、急诊科、骨科、普通外科和中医科。语料按照内科、外科、专科和中医科分类。内科有神经内科、消化内科、心血管内科、呼吸内科；外科有肝胆科、骨科、普通外科；专科有妇科、皮肤科、肿瘤科。语料来源医院的诊疗室保证一医一患一诊室原则（一至二名患者家属可以陪同，其他患者需在门外等候），尽量减少了外界语言的干扰。整个语料收集过程，不涉及具体的医生和患者，因此不会触及隐私权。

本书语料的收集处理经历了以下几个步骤：按照 Have 的会话分析工作模式，用录音笔客观、真实地记录了 12 个科室的门诊医患会话。本次研究收集医患会话语料 120 个，共计 62 000 字。对录音内容进行了尽量忠实的转写，但对过于口语化的词汇作了适当书面化处理。同时根据 Jefferson（1974）的转写规范，对所有会话进行了标注。所有数据用统计学软件 SPSS 7.0 进行统计分析，并采用卡方检验（χ^2）进行假设检验，根据显著性检验得到 P 值，当 $P<0.05$ 为显著，$P<0.01$ 为非常显著，$P>0.05$ 则视为不显著。

按照齐沪扬和贺阳等汉语学者对汉语语气的划分方式，本研究划分医患会话中使用的语气形式为四种：陈述语气、疑问语气、祈使语气和感叹语气。按照"问题呈现"—"诊断"—"治疗"的流程，把医患会话划分为 3 个特定语步：语步 1（M1），询问社会/病史阶段；语步 2（M2），诊断阶段；语步 3（M3），治疗阶段。对语料进行归纳总结后获得医生和患者的语气选择分布特征。为了便于更直观地了解医患双方的语气选择分布情况，各表的数据分别使用了柱状图长了呈现。

从表 4-6 和图 4-1 中，可以清楚看到在医患会话中医生的语气选择特点。内科、外科、中医科和专科医生选择陈述、疑问和祈使语气的频率都比较高，选择感叹语气最少，而且感叹语气和其他三种语气的选择频数差距特别明显。内科和专科选择疑问语气的频率要高于其他语气，尤其是专科，选择疑问语气的频率明显高于陈述语气和祈使语气。特别值得关注的是，疑问语气的总体使用频数要高于陈述语气。一般会话中，陈述语气选择频率普遍较高，但医生高频率地选择疑问语气，这使得其不同于一般会话，是医患会话所具有的鲜明特征。医生对疑问语气的特别偏好，使得疑问语气在医患会话研究中非常重要。同时，根据数据显示，医生也非常多地选择了祈使语气，祈使语气的较高选择频率使得医患会话特征更加鲜明。经过卡方检验（χ^2）进行假设检验，获得 $\chi^2=42.566$，$P=2.589\times10^{-6}<0.01$ 差异显著，具有统计学意义。

表 4-6　医生语气选择分布特征

类型		内科	外科	中医科	专科	合计	χ^2	P
陈述	数量/例	165	199	195	257	816		
	比率/%	37.93	36.99	41.58	28.49			
疑问	数量/例	176	197	185	385	943		
	比率/%	40.46	36.61	39.45	42.68		42.566	2.589×10^{-6}
祈使	数量/例	88	131	83	253	555		
	比率/%	20.23	24.35	17.70	28.05			
感叹	数量/例	6	11	6	7	30		
	比率/%	1.38	2.04	1.30	0.78			
合计		435	538	469	902	2344		

注：2.589×10^{-6} 表示 0.000 002 589；$\chi^2=42.566$，$P=2.589\times10^{-6}<0.01$，差异非常显著，具有统计学意义

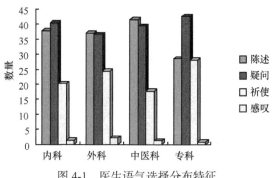

图 4-1　医生语气选择分布特征

从表 4-7 和图 4-2 中观察医患会话中患者的语气选择特征发现，无论哪个科室，患者的陈述语气使用频率要远远高于其他语气，疑问语气其次，祈使语气和感叹语气的选择都寥寥无几，更甚的是在内科和外科，没有患者选择祈使语气。经过卡方检验（χ^2）进行假设检验，获得 χ^2=100.340，P=1.343×10^{-17}<0.01 差异显著，具有统计学意义。

表 4-7　患者语气选择分布特征

类型		内科	外科	中医科	专科	合计	χ^2	P
陈述	数量/例	365	267	322	486	1440		
	比率/%	89.90	68.99	85.64	76.42			
疑问	数量/例	38	115	37	123	313		
	比率/%	9.36	29.72	9.84	19.34		100.340	1.343×
祈使	数量/例	0	0	9	18	27		10^{-17}
	比率/%			2.39	2.83			
感叹	数量/例	3	5	8	9	28		
	比率/%	0.74	1.29	2.13	1.42			
合计		406	387	376	636	1805		

注：因为有 1 个理论频数小于 5，故这里进行了 Fisher 精确检验。检验结果 χ^2 = 100.340，P =1.343×10^{-17}<0.01，差异非常显著，具有统计学意义

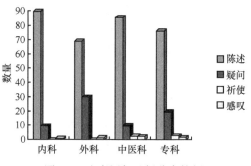

图 4-2　患者语气选择分布特征

综上可见，在医患会话中，医生使用了大量的陈述语气描述病症和提出治疗方案，但他们同时也选择了大量的疑问语气去确认信息、获取信息，即医生在和患者的互动交流、信息确认、获取的过程中，主要选择了陈述语气和疑问语气。进一步分析发现，医生在会话中主要通过疑问语气选择会话的主题，推进会话进程，成为会话的主导者。祈使语气的

较高频率选择，是医生权势和学术权威的体现。医生处于会话的优势方，能指令患者做什么、不做什么，或者建议患者做什么、不做什么。而患者选择最多的语气形式是陈述语气，在会话中，患者处于被动的地位，他们不可能指令医生去做某件事或不做某件事，提出建议的机会也是微乎其微的。在会话的过程中患者跟随医生对信息的需求和治疗的需要进行会话，他们虽然是会话的主体，却非会话的主导者。

二、汉语医患会话中的陈述语气

汉语小句的核心在于"意"，或者说"信息"是否表达完整。陈述语气表示说话人的交际目的在于向听话人提供信息或给对方存储信息，从言语行为理论上说，是"有所述之言"（何自然，1988）。陈述语气可以分为表动态和表静态两类。表动态以叙事为主，表示一件事物有一个发展变化的过程，着眼于事情的发展变化；表静态是以说明为主，表示确实存在某种事物，着重于对事物的现存情况表明是非、判断可否、说明真相、解释原因、预测结果、进行推理。在日常的沟通交流中，陈述语气是最常使用的语气类型。陈述语气由陈述句表达，由此陈述句成为使用最多、最常见的句子类型。陈述句的主要语用功能是说明事实，肯定某事或否定某事，由此，陈述句分为肯定陈述句和否定句陈述句。

陈述句一般用于客观地陈述事实，以增加言语的可信度，但有时它也会带有某种感情色彩，这种感情的表达往往借助于句末语气词。句末语气词具有表达语气的作用，它们以不同的韵律特征帮助表达不同的语气。陈述句句末语气词是表达感情和情绪的重要手段，它们在传达各种情绪时，不仅自身起作用，而且也具有强调作用。最常使用的陈述句句末语气词有"了、吧、啊、嘛、呢"等。

不同的语气词能传达不同的语气意义。"了"含有时间意义，它强调行为动作已经开始或完成；"吧"表达对所述事件持无所谓、没关系、不要紧的态度；"嘛"表示一种申明的语气，也有不厌烦的口气；"呢"表示持续，强调行为动作正在进行，同时它带有夸张或强调的情绪，特别强调句中某一信息或者提醒听话人特别注意自己说话内容中某一点的情绪；"啊"带有不耐烦情绪。陈述中有一种辩解语气（房玉清，1992），辩解的时候如果带有不耐烦的情绪，句末往往用上语气词"啊"或其变体"呀"。

根据陈述句句末是否带有语气词，陈述句被划分为不带句末语气词的无标记陈述句和带有句末语气词的有标记陈述句。通过对语料使用频数的统计，获得医患会话中医生和患者的陈述语气选择特征。

（一）医生陈述语气选择特征

如表 4-8 所示，无标记陈述句在医患会话中使用频数远远超过了有标记陈述句，其比率达到了 80.88%。无标记陈述句是医患会话中陈述句的主要选择形式。作为机构性会话的医患会话，无标记陈述句语言形式较正式，能客观地给予信息，增加患者对信息的信任度，促进诊疗的有效进行。但大量的无标记陈述句的选择使用，会增加医生与患者的距离感，过于正式的语气形式会使交流备显冷漠。

表 4-8　医患会话中医生陈述语气选择分布特征

类型	句末语气词	频数
无标记陈述句		660（80.88%）

续表

类型	句末语气词	频数
有标记陈述句	了	50
	吧	16
	嘛	12
	呢	10
	啊	9
	哈	32
	噢	21
	撒、呃、哟	6
合计		816

医患会话中医生使用的有标记陈述句句的末语气词主要有"了""哈""吧""啊""嘛""呢""噢""撒""呃""哟"。在有标记陈述句中，句末语气词"了"的使用频数最高，其次是带有地方方言的"哈"。"了"主要具有时间意义，表达动作的开始和完成，不传达任何感情色彩；"哈"是带有地方方言色彩的语气词，它主要用于确定某一信息，具有强调的作用，其传达的感情色彩也不强。虽然陈述句句末语气词具有表达情感的功能，但其传达的情感并不强，而且在医患会话中句末语气词在陈述句的使用频数并不高。

由此可见，医患会话中医生并不愿意表达个人情绪和情感，他们更倾向于使用不带感情色彩的言语与患者进行交流。这样的会话方式会导致产生不良交流，因此，在会话中医生应该有意识地增加有标记陈述句的使用，以拉近医患间的距离，增加亲近感。

（二）医生的无标记陈述句

医患会话中的无标记陈述句大量存在。医生选择无标记陈述句主要在诊断病症阶段（M2）和治疗阶段（M3）。特别在语步3（M3）中，医生给出治疗方案，要求进一步检查或开出药方时，使用了大量的无标记陈述句表述自己的要求和意见。在语步3（M3）中，无标记陈述句的选择使用，使医生的语言更客观、信度更高，这是医生学术权威的体现。

诊断病症阶段的医生无标记陈述句分为两种——表述病症的无标记陈述句和表述诊断结果的无标记陈述句。医生用无标记陈述句科学、客观地陈述患者的病症，并给出诊断结果，不带有任何感情色彩。

1. 医生表述病症的无标记陈述句 医生使用无标记陈述句，既有对患者症状观察的表述（例4-1、例4-4、例4-5），也有对患者所陈述病症的进一步确认（例4-2、例4-3）。

例4-1 医：脸上稍微有点红。

例4-2 医：白便，嗯。

例4-3 医：嗯，晚上盗汗。

例4-4 医：你皮肤没破，一般不会感染，应该不会有脓。

例4-5 医：右上睑和左外廓皮肤瘙痒。

2. 医生表述诊断结果和治疗方案的无标记陈述句 医生了解病症后进入治疗阶段，这一阶段医生首先要和患者陈述诊断的结果，如例4-6～例4-10，然后根据诊断结果给予治疗方案如例4-11～例4-15。在这一阶段医生采用了大量的无标记陈述句，这些语句不带有个人情绪和感情色彩，医生通过自己的专业知识给出诊断结果和治疗方案。虽然这一阶段需要医生的语言科学、客观，以增加患者的信度，并以此作为诊疗的手段之一，但作为互动的语言还是显得较机械、冷漠，拉大了医生和患者的距离。

例 4-6 医：哦，那应该是腰肌劳损。

例 4-7 医：这个四川话说是烂指丫，趾气。

例 4-8 医：这些不是白癜风，这是白色糠疹。

例 4-9 医：嗯，嗯，你还是个湿热病。

例 4-10 医：你说的感觉关节错位了是你们的一种说法儿，你这其实是一种炎症，疼痛牵拉引起的。

例 4-11 医：这一次我要把你的方子好好改变一下。

例 4-12 医：我觉得你现在是从你的舌苔看，可能得调上一个月左右。

例 4-13 医：现在就做的只能说是缓解症状。

例 4-14 医：疝气带使用时间长了，局部会粘连，手术不好做。

例 4-15 医：根据现在症状，对症处理下。

（三）医生的有标记陈述句

相对于无标记陈述句（使用比率 80.88%），医生的有标记陈述句使用频数很低（使用比率 19.12%）。前文已经提到，医生的有标记陈述句句末语气词主要使用的是"了"和"哈"，这两个句末语气词表达的个人情绪并不明显，前者主要是表达时间意义，后者主要是方言的语气词。其他的句末语气词"吧""啊""嘛""呢"，虽然具有表达情绪的功能，但在医患会话中常常表达出负情绪，影响了整个会话的融洽。下面就一些例句作具体的分析。

例 4-16

01 患：噢，别的没有啥吧？

02 医：别的没有啥大问题。那咋办？回去继续吃药吧。

03 患：我耳朵不太好，你说慢一点。

04 医：回去继续吃药！

05 患：就是罗红霉素吗？还吃别的啥药？

06 医：可以。

例 4-16 中的"吧"，是医生想传递给患者"只能继续吃药"的信息，而且医生言语间透露出"吃药"是患者自己的事，与他无任何关系的口气。从随后的例 4-16-05 和例 4-16-06 小句也可以得到证实，当患者渴求从医生那里获得具体的专业信息时，医生只是回答了"可以"，带有无所谓的情绪，并不愿意给予患者更详细、专业的用药指导。从这个会话片段能看出医生和患者的交流并不愉快。医生把自己置于一个旁观者的位置，不能去深入地理解患者，而且语言生硬，缺乏亲切感，拉大了与患者的距离，容易因语言不和、互不体谅而产生矛盾。

例 4-17

01 医：不要那么紧张嘛，我是说不要到时候严重了对身体更不好。你紧张个撒子哦！恁个大人了，一点都沉不住气！

02 患：那医生是不是要开点药呢？

03　医：当然要开药啊。我把药单子写好，你听到起咋个吃法。

04　患：哦，要得要得，没问题，我一定按你说的按时吃。

例 4-17-03 中的"啊"表达了医生明显的不耐烦，嫌弃患者询问"是否开药"十分多余、啰嗦。从这一会话片段中也能看出，医生对患者带有批评和教育的口吻。医患间的地位不对等，医生具有绝对的权势。患者对医生的教育、批评和不厌烦，也只能先用一个句末带有语气词"呢"的选择问句小心翼翼地询问（例 4-17-02），然后表示出绝对地服从"要得要得""没问题""一定"（例 4-17-04）。患者处于会话的服从和被动地位，即使医生的言语含有不厌烦的情绪，患者仍然放低姿态、小心配合。

例 4-18

01　医：我说啊。

02　患：嗯?

03　医：不是很快就消失了，哪里有那么快嘛。我说你这个做个乳腺扫描，就不用再做其他的检查了。

04　患：我自己感觉上好了样。

例 4-18-01 中的"啊"，是医生为了引起患者对自己将要陈述语言的关注而使用的语气词，有一种居高临下的口吻。"嘛"表达了医生的反对意见，是明显地驳斥患者的观点，而且带有不厌烦的口气，对患者太急于希望症状消失感到不满（例 4-18-03）。对于医生这样的态度和口吻，患者并没表示不满，而是积极地做出了解释是自己"感觉上"。

例 4-19

01　医：呃，明显的时候，疙瘩明显了你赶紧来。

02　患：也没有啥子药?

03　医：那你现在不稳定，还有啥子药呢。

04　患：呃，行。

05　医：你现在都不明显，一个是只能做活检，不做活检，哪能通过肉眼看。

06　患：那是。

07　医：必须要做活检，每个都要做活检。

例 4-19-03 中的"呢"带有强调的情绪，它强调了句中医生传递的信息"没有药可以用"，表达了医生一定的消极情绪，感情上比较冷漠。同时，也提醒患者特别注意自己说话内容中这一点的情绪。患者处于较低的地位，从赞同医生的意见"行"（例 4-19-04），到略显无奈的"那是"（例 4-19-06），都反映了患者在会话中的被动服从地位。而医生的强势口气愈加明显，从冷漠的"呢"到态度强硬的肯定陈述句"必须要做……"（例 4-19-07），医生在会话中显示了自己绝对的权势。

（四）患者陈述语气选择特征

如表 4-9 所示，患者的陈述句选择还是以无标记陈述句为主，比率高达 87.53%，有标记陈述句的使用比率很低，只有 12.47%。在有标记陈述句中，句末语气词"了"的使用要远远多于其他句末语气词，虽然它主要含有时间意义，表达的个人情绪很少，但在医患会话具体的语境中，它也有其特殊的含义。患者高频率地选择无标记陈述句并非为了客观、正式地进行陈述，而是患者在会话过程中压抑情绪的体现。他们通常很少有机会表达自己的个人情绪和情感，而且作为会话中地位较低的一方也不允许他们过多地表达自己的好恶，尤其是负面情绪。

表 4-9　医患会话中患者陈述语气分布特征

类型	句末语气词	频数
无标记陈述句		1580（87.53%）
有标记陈述句	了	123
	吧	12
	嘛	4
	呢	23
	啊	23
	哈	12
	噢	24
	撒、呃、哟	4
合计		1805

1. 患者无标记陈述语气　患者的无标记陈述句使用的频数更高，它主要被使用在两个阶段：医生诊断病症阶段（M2）和医生治疗阶段（M3）。尤其是语步 3（M3）——医生诊断病症阶段，患者用无标记陈述语气客观地描述自己的病症，希望获得有效治疗。

1）患者表述病症的无标记陈述句。和医生的选择类似，患者的无标记陈述句的选择占绝对优势。从例 4-20 中可以看出，患者描述病症的无标记陈述句通常是回答医生的提问，在医生的引导下陈述自己的病症，而且回答简短，没有机会进行详细的阐述或展开自己的话题。在医生控制话题、推进话题的交流过程中，患者没有倾向也没有机会表达自己的个人情绪。

例 4-20

01 医：对啥药过敏不？

02 患：不过敏。

03 医：家里面有人得精神方面的病吗？

04 患：没有。

05 医：你现在坐这，平心静气地想，自己到底有病没？

06 患：没有。

07 医：那你为啥老怀疑呢？

08 患：不知道。

09 医：控制不了？

10 患：嗯，控制不住。

11 医：但你理智上知道自己没病，是吧？

12 患：嗯。

13 医：我再问你，你有没有刚才问的那个情况？让你举例子的情况。就是什么事情老不放心，老要问好多遍。

14 患：这个好像没有。

15 医：没有说一件事重复做，比如说锁门呀、关煤气呀，老觉得不放心，要再看，拧一拧?

16　患: 那我最多看一遍。不会老看。

17　医: 经常有这情况吗?

18　患: 也不经常。

2) 患者在治疗阶段的无标记陈述句。在治疗阶段，患者的无标记陈述句以重复陈述医生的治疗方案为主，如例4-21，以此确认信息的获得和正确性（例4-21-02、例4-21-04、例4-21-06、例4-21-08）。治疗阶段是医生专业权威充分体现的时期，在这一阶段，患者鲜有机会表达自己的个人情绪和情感。

例4-21

01　医: 这个药擦脸上，还有一个药膏、药水，这是擦他这里，身上。

02　患: 嗯，擦身上。

03　医: 药膏和药水错开时间用，药膏只晚上用一次。

04　患: 药膏只用一次。

05　医: 嗯，药膏就晚上用一次，药水呢，可以白天用一次。

06　患: 白天用一次。

07　医: 晚上用一次，下午用一次都可以。嗯，这个药水呢是面部用，这个药膏是身上用哈。

08　患: 嗯，身上。

09　医: 药膏药水用错开时间哈。

10　患: 谢谢。

2. 患者有标记陈述语气

1) 患者表述病症的有标记陈述句。

例4-22　患: 这手都抠烂了。

例4-23　患: 现在，今年子这里又开始麻木了。

例4-24　患: 噢呀，睡不好觉，心脏都感觉可难受了。

例4-25　患: 像囊肿那种块块，后头越长越大，长了半年了。

例4-26　患: 可能因为天的原因要好得多，天气热，使劲使劲地抓，抓出血了。

例4-22～例4-26都是以语气词"了"结尾的有标记陈述句，是患者在描述自己病症时较常用的句型。"了"具有时间意味，表述某件事已经开始或结束，患者用它描述自己已经存在的病症。同时，"了"也能表达患者的个人情绪，对病症的无可奈何或受病症困扰的低落难受等。此外，"了"也表达了患者寄希望于医生能快速地减轻病症，达到治疗的目的。

例4-27

01　医: 那一般活动，比如说走路时她喘气厉害吗?

02　患: 走路也喘啊。

03　医: 晚上喘需不需要坐起来就会舒服点呢?

04　患: 就是要坐起来啊。

05　医: 你每次要坐多久才能缓解呢?

06　患: 要坐一个多小时啊。

07　医: 你这次发作了有多长时间啊?

08 患：半个月吧。

从例 4-27 中，我们可以看出患者使用句末语气词"啊"表达的情绪和医生是完全不同的。医生使用"啊"表达了诊断、治疗过程中的不厌烦，但患者使用"啊"表达的是对自己病症的强调和夸张，希望可以引起医生的重视。例句中的"……也……啊""就是要……啊""一个多小时啊"，无一不是患者对自己病症感到痛苦、难受和无可奈何，因此他想用"啊"表达强烈的情感，以引起医生关注，从而快速地获得诊断和治疗。

2）患者在治疗阶段的有标记陈述句。

例 4-28

01 医：听明白了吗？

02 患：听明白了。

03 医：我给你打个比方，你这次感冒了，对吧，感冒了要吃感冒药。感冒好了还吃不吃药？

04 患：不吃了。

05 医：对吧，你下次感冒了再吃药，一个道理。现在腿上没有肿了，就不需要用药。

06 患：哦，不需要了。

例 4-29 医：还可以吧。

例 4-30 医：要实在不行了，也就没办法，能有一点喂一点吧。

例 4-31 医：嗯，吃着呢。

例 4-32 医：就按那个说明书噢。

例 4-33 医：吃药哈。

例 4-28 中的患者在治疗阶段，使用了三句带语气词"了"的有标记陈述句（例 4-28-02、例 4-28-04、例 4-28-06），"了"在句末的使用，是患者对医生信息的理解和认同。在治疗阶段，有标记陈述句很少，"吧""呢""噢""哈"等句末语气词的使用（例 4-29～例 4-33），使患者的说话语气缓和不少，也有对医生建议的顺从和附和口吻。

三、汉语医患会话中的祈使语气

中国最早使用"祈使句"这个术语的是黎锦熙（1924）的《新著国语文法》，他第一次明确提出句子可以按照语气分为五类：决定句、商榷句、疑问句、惊叹句和祈使句，并认为其中的决定句和商榷句实质上都属于祈使句。方霁（1999）认为，祈使句是"人们在运用现代汉语进行言语交际时，在字面意义和一般性会话含义中，传达说话者要听话者做某事或不做某事，或者说话者要听话者与说话者共同做某事或不做某事的指令行为，并运用相应的指令语气的句子"。祈使是一种直接的言语行为。祈使句的功能主要是要求听话人做或不做某事，包括命令、希望、恳求等。祈使句的基本形式是以第二人称（听话人）为主语（即使主语常常不出现）。

祈使句可以分别从意义和结构形式上划分为意义类和形式类。从表意功能上看，祈使句可以表示命令、建议、请求，以及与之相对的禁止、劝阻、乞免等。祈使句的意义类可以分成三类六种：①命令句和禁止句；②建议句和劝阻句；③请求句和乞免句。从结构形式上看，祈使句可以分为一般式、强调式和否定式三大类。否定式中含有"别、甭、少、不要、不用、不许、不准"等否定性标记；强调式中含有"（应）该、可以、必须、（一定）要、（千万）要"和动宾组合"给我"等强调标记；肯定式中不含有这类否定性标记和强调标记（袁毓林，1993）。

（一）医生祈使句选择特征

祈使句根据是否带有句末语气助词分为有标记祈使句和无标记祈使句，结合结构的分类法分为肯定祈使句和否定祈使句，按照出现祈使句最主要的阶段——诊断阶段（M2）和治疗阶段（M3），医患会话中医生的祈使句动态分布情况如下（表 4-10～表 4-13，图 4-3）：

表 4-10　医患会话中各科室医生祈使语气选择总频数分布

		内科		
		M2/%	M3/%	合计/%
无标记祈使句	肯定	31	25	
	否定	0	8	88
有标记祈使句	肯定	9	14	
	否定	0	1	
		外科		
无标记祈使句	肯定	41	41	
	否定	0	13	131
有标记祈使句	肯定	10	21	
	否定	2	3	
		中医科		
无标记祈使句	肯定	23	32	
	否定	0	4	83
有标记祈使句	肯定	8	15	
	否定	0	1	
		专科		
无标记祈使句	肯定	57	108	
	否定	1	6	253
有标记祈使句	肯定	24	46	
	否定	1	10	

注：M2=语步 2，M3=语步 3

表 4-11　医患会话中各科室医生祈使语气动态分布总体特征

		内科		
		M2/%	M3/%	合计/%
无标记祈使句	肯定	35.23	28.41	
	否定	0	9.09	100
有标记祈使句	肯定	10.23	15.91	
	否定	0	1.14	

续表

外科				
无标记祈使句	肯定	31.30	31.30	
	否定	0	9.92	100
有标记祈使句	肯定	7.63	16.03	
	否定	1.53	2.29	
中医科				
无标记祈使句	肯定	27.71	38.55	
	否定	0	4.84	100
有标记祈使句	肯定	9.63	18.07	
	否定	0	1.20	
专科				
无标记祈使句	肯定	22.53	42.69	
	否定	0.40	2.37	100
有标记祈使句	肯定	9.49	18.18	
	否定	0.40	3.95	

注：M2=语步 2，M3=语步 3

表 4-12　医患会话中各科室医生肯定、否定祈使语气分布对比特征

科室	句型		M2	M3	合计/%
内科	肯定祈使句	数量/例	40	39	
		比率/%	45.45	44.32	88
	否定祈使句	数量/例	0	9	
		比率/%	0	10.23	
外科	肯定祈使句	数量/例	51	62	
		比率/%	38.93	47.33	131
	否定祈使句	数量/例	2	16	
		比率/%	1.53	12.21	
中医	肯定祈使句	数量/例	31	47	
		比率/%	37.35	56.63	83
	否定祈使句	数量/例	0	5	
		比率/%	0	6.02	
专科	肯定祈使句	数量/例	81	154	
		比率/%	32.02	60.87	253
	否定祈使句	数量/例	2	16	
		比率/%	0.79	6.32	

表 4-13　医患会话中医生祈使语气按类型分布特征

类型			M2	M3	合计/%	χ^2	P
无标记陈述句	肯定	数量/例	152	206	358		
		比率/%	27.39	37.12		19.062	0.000
	否定	数量/例	1	31	32		
		比率/%	1.80	5.59			

续表

类型			M2	M3	合计/%	χ^2	P
有标记陈述句	肯定	数量/例	51	96	147		
		比率/%	9.19	17.30		2.367	0.124
	否定	数量/例	3	15	18		
		比率/%	5.41	2.70			
合计			207	348	555		

注：无标记陈述句 χ^2 = 19.062，P =0.000＜0.01，差异非常显著，具有统计学意义；有标记陈述句 χ^2 = 2.367，P =0.124＞0.05，差异不显著，不具有统计学意义

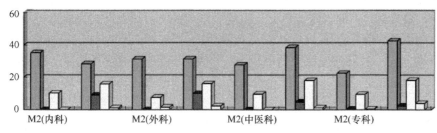

图 4-3　医患会话中各科室医生祈使语气动态分布总体特征

根据表 4-10～表 4-13 和图 4-1～图 4-3，分析医患会话中医生祈使句选择的总体特征，得到如下结论。

从四个大科室来看，无标记祈使句是使用比率最高的祈使句句型，无标记祈使句在各科室的语步 2（M2）和语步 3（M3）的使用频率差异不明显，只是专科的无标记祈使句在语步 3 的使用频率明显高于语步 2。有标记祈使句在语步 3 的使用频率均高于语步 2，各大科室情况一致。无标记祈使句相对于有标记祈使句，其语气强调更高，指令意味更强。

无论是无标记祈使句还是有标记祈使句，无论在哪个大的科室，无论在语步 2 还是语步 3，肯定祈使句的使用频率高于否定祈使句使用频率，且差异非常显著。内科和外科的肯定祈使句在语步 2 和语步 3 的使用频数大致相当。中医科和专科的肯定祈使句在语步 2 和语步 3 出现了差异，语步 3——治疗阶段的肯定祈使句要明显高于语步 2——诊断阶段，尤其是专科。专科语步 2 的肯定祈使句使用频率是 32.02%，而语步 3 高达 60.87%。总体来看，医生在诊断和治疗患者阶段，都使用了相当数量的祈使句指令患者去做某件事或不做某件事，这是医生在会话中居于较高地位的体现，也是医生权势的体现。

否定祈使句在各大科室的使用频数都很低，而且语步 2 和语步 3 的使用频数没有明显差别。但仔细观察可以发现，语步 3 的否定祈使句略多于语步 2，即否定祈使句多被使用于医生进行的治疗阶段。

从祈使句的各类型分布来看，无标记肯定祈使句是使用频数最高的祈使句类型，而且其在语步 3 的使用频率最高，达到了 37.12%，明显高于语步 2。无标记否定祈使句和有标记否定祈使句都是使用频数很低的祈使句类型，尤其无标记否定祈使句在语步 2 仅有 1 例。有标记肯定祈使句使用频数次于无标记肯定祈使句，它最常用在语步 3，医生治疗患者的阶段。

综上所述，医患会话中医生对祈使句的选择频率比较高，会话的语言特征鲜明，这的确不同于一般的会话。医患会话中无标记祈使句要高于有标记祈使句，肯定祈使句要高于否定祈使句。医生在给予患者指令时，语言简短、直接，并且多用肯定的语气以加强指令的强度。

（二）医生祈使句的人际意义建构

祈使句通常用于地位平等者之间，或地位高的人对地位低的人。祈使句的语用意义十分丰富，说话人选取不同类型的祈使句，语气的强度或委婉度存在差异，表达的人际意义也存在差异。祈使句从实现的话语功能出发，可以分为以下三大类。

1. 命令句和禁止句　命令类祈使句说话人对听话人有一定的支配权，通常是地位高的人命令地位低的人做某事，言辞肯定、急促，态度严肃、坚决，其否定式为禁止句，明确表示不准受话人做某事，语气直接。

2. 建议句和劝阻句　在使用建议句的语境中，说话人不用直接命令的方式，而是语气比较委婉地建议，其功能是建议、劝告听话人做某事。其否定式为劝阻句，其功能是劝阻听话人做某事。

3. 请求句和乞免句　在请求的语境中，通常是地位低的人请求地位高的人做某事，语气舒缓、态度诚恳。其否定式为乞免句，请求听话人别做某事，语气比较卑微。

由此，祈使句按照肯定祈使句和否定祈使句归纳，就应该是肯定祈使句表达命令、建议和请求，而否定祈使句表达的是禁止、劝阻和乞免。语气强度依次递减，委婉度依次递增（表 4-14）。彭飞（2012）把否定祈使句细分为，请求＜安慰＜提醒＜劝阻＜批评＜禁止，从左到右语气强度逐渐增强，负面程度也越来越高，对听话人的友好程度越来越低。本书把医患会话的祈使句的语气归纳为两大类十二小类。肯定祈使句语气按照由强到弱是命令、要求、建议、叮嘱、请求、哀求；否定祈使句语气按照由强到弱是禁止、批评、劝阻、提醒、安慰、乞免。

从表 4-14 的各语气的祈使句频数对比可以发现，表达要求语气的祈使句医生使用频数最高，其次是表达建议语气的祈使句。语气强调最高的命令和禁止，使用频数很低；语气最弱的请求、安慰、哀求和乞免在医患会话中没有出现过。

表 4-14　医患会话中医生肯定祈使句和否定祈使句语气频数对比

肯定祈使句	频数	否定祈使句	频数
命令	1	禁止	15
要求	373	批评	2
建议	127	劝阻	26
叮嘱	5	提醒	6
请求	0	安慰	0
哀求	0	乞免	0

在医患会话中，医生选择表达要求的祈使句下达指令，要求患者按照他的意愿去完成某件事。表达要求语气的祈使句，在祈使句中属于语气强度仅次于命令和禁止，具有较高语气强度的祈使句类型。医患会话中的表达要求语气的祈使句，是地位高的医生对地位低的患者的指令。指令直接，态度较生硬，是医生权势的体现。

如表 4-15、表 4-16 所示，从祈使语气在语步的分布情况来看，医生表达要求语气的祈使句，在语步 2 即医生诊断患者病情的阶段占到了 87.44%，即在语步 2 医生的祈使句绝大多数都是表达的要求语气。在语步 2，医生要求患者跟着自己的指令完成系列的诊断需要的动作，以此来帮助得出诊断结果。在语步 3，祈使句表达的语气类型就丰富得多，除了仍然频数最高的表达要求的祈使句，医生也使用了一定数量表达建议的祈使句，这类祈使句用在治疗阶段（M3），是医生提出治疗方案的需要，同时也具有舒缓语气的作用。此外，表达禁止、批评、劝阻、叮嘱、提醒语气的祈使句在语步 3 都有出现，只是频数都不高。下面我们看看具体在医患会话中，医生怎样用祈使句表达各种语气（例 4-34～例 4-55）。

1）医患会话中医生表达要求的祈使句。

例 4-34 医：把两只手伸上来，我再看一下。

例 4-35 医：去查个血。

例 4-36 医：舌头伸出来。

例 4-37 医：嘴巴张开，让我看一下嗓子。

例 4-38 医：每天晚上睡觉前吃十粒。

例 4-39 医：×××××（药名）再吃上，就是你那个加上它。

2）医患会话中医生表达建议的祈使句。

例 4-40 医：我建议你做个 CT。

例 4-41 医：那你再做个胃镜，最好再查个肝功。

例 4-42 医：半年后作抗体和 CD4，如果抗体阴性而 CD4 仍低，建议作病毒载量。

例 4-43 医：去换药中心清个创，不包扎，好吧？

例 4-44 医：我们还是建议把甲状腺功能查一下，那个不受吃饭的影响。

例 4-45 医：这个药膏洗完脸以后，最好五天一搽。

3）医患会话中医生表达劝阻的祈使句。

例 4-46 医：我说你这个作个乳腺扫描，就不用再作其他的检查了。

例 4-47 医：你最好抹碘酒，不要抹碘附。

例 4-48 医：我们不主张用疝气带。

例 4-49 医：你不要喝得太多了。

例 4-50 医：现在腿上不肿了，就不需要用药。

4）医患会话中医生表达叮嘱/提醒的祈使句。

例 4-51 医：脸上有时候是白色糠点，不一定是白癜风，但这一块要注意了。

例 4-52 医：你慢走哈，在家里多保重哈，休息很重要哈。

例 4-53 医：下次你要来就避开生理期来啊。

例 4-54 医：只要平常注意不要啃啃碰碰就行了。

例 4-55 医：一个是吃的，一个是肛门给药的，别搞混了噢。

表 4-15　医患会话中医生祈使句频数分布动态特征

祈使句语气	M2	M3
命令	1	0
禁止	0	15
要求	181	192
批评	0	2

续表

祈使句语气	M2	M3
建议	22	105
劝阻	3	23
叮嘱	1	4
提醒	0	6
合计	207	348

表 4-16　医患会话中医生祈使句动态分布特征

祈使句语气	M2/%	M3/%
命令	0.48	0
禁止	0	4.31
要求	87.44	55.17
批评	0	0.57
建议	10.63	30.17
劝阻	1.45	6.61
叮嘱	0.48	1.15
提醒	0	1.72
合计	100	100

注：M2=语步 2，M3=语步 3

此外，还有类较特殊的祈使句——疑问祈使句（例 4-56～例 4-62），虽然其在医患会话中的使用频数并不高，但值得特别提出说明。疑问祈使句是一个祈使句和一个疑问句组合而成的，句子仍然表达两种功能，疑问是内嵌的，祈使句是句子最外层的语气意义。句末语气词一般有"啊""吧""吗"等。疑问祈使句有一个基本功能，表示"寻求同意"，但疑问程度很低。本次医患会话的语料中，疑问祈使句的频数并不高，只有 28 句，占本次语料中祈使句的 5.05%。疑问祈使句内嵌的疑问，一般为附加疑问句，它有舒缓语气的功能，能降低祈使句的指令强度。

例 4-56　医：等所有结果出来，所有结果出来，重新找我看看，到底有没有问题，<u>好不好啊</u>？

例 4-57　医：我先给你开点药，你先吃一下，缓解下，<u>好不好</u>？

例 4-58　医：我建议你作个 B 超，<u>好吧</u>？

例 4-59　医：抽血，顺便查个肝功吧，<u>可以吗</u>？

例 4-60　医：普查完了以后再来看，<u>知道了</u>？

例 4-61　医：疼得厉害，服用点药物，<u>好吗</u>？

例 4-62　医：没什么大事儿，不要老想它，<u>听到没有</u>？

（三）祈使句句末语气词

语调和语气词都是祈使语气的重要表达手段。石佩雯（1980）主要考察了不同语气的祈使句的句调特点，认为表示命令或禁止时，多不带语气助词，语气强硬、严厉，全句句调都高；表示请求或劝阻时，恰好相反。商拓（1998）提出，语气词的使用是汉语特有的表达祈使语气的手段，认为由强硬到缓和的七个语气助词为"啦""了""啊""吧""哟""嘛""呗"。徐晶凝（1998）提到了语气词"嘛""啊""吧"的语气强度和礼貌度。他指出，"吧"的基本语气义是表委婉语气，用在祈使句中时，具有降低话语真值强度的功能，表达委婉的态度，带有商量、建议等语气。"啊"用在祈使句中时，表达舒缓随便的语气，常带有催促、劝说的语义。虽然"啊"和"吧"都有舒缓语气的作用，但"啊"更强地表达了说话人的主观性和对所说话语更强的信心，在礼貌度上要低于"吧"。"嘛"基本语气义是重说语气，用于祈使句时，表重说强调语气，常带有期望、劝阻意义，礼貌程度最低的是"嘛"。齐沪扬和朱敏（2005）认为，祈使句句末语气词的分布存在选择性是与祈使句的类别密切相关。

本次语料中提取的祈使句的句末语气词有"了""嘛""啊""哈""吧""呃""噢""哟""呢""好吗"，其语气强度由强到缓。统计后获得的医患会话中有标记祈使句句末语气词分布特征如表 4-17。

表 4-17 医患会话中医生有标记祈使句句末语气词分布特征

句末语气词	频数	比率/%
了	41	24.85
嘛	16	9.70
啊	14	8.48
哈	40	24.24
吧	25	15.15
呃	5	3.03
哟	1	0.61
噢	17	10.30
呢	4	2.42
好吗	2	1.21
合计	165	100

即使医生使用了语气词的祈使句有 165 句，但语气词强度不同，实现的意义有所差异。语气强度高的句末语气词，在医患会话祈使句中的出现频数相对较高，如"了""嘛""啊""哈"，而具有舒缓功能的语气词在祈使句中的出现频数很低。这进一步印证了医生在会话中的较高地位，体现了医生在会话中的权势。

例 4-63 医：查个动脉硬化的情况，去查就行了。

例 4-64 医：把化验单，什么结果都找到嘛。

例 4-65 医：吸气，嗯，一吸一呼，深呼吸啊。

例 4-66 医：吃半片就可以了，你吃半片哈。

例 4-67 医：别的没毛病，口服抗生素，好吧。

例 4-68 医：抽血，顺便查个肝功吧。

例 4-69 医：不用检查，该查的都查了，呃。

例 4-70 医：来，好，放松，噢。

例 4-71 医：那我给你抽点血，肾功能给你查一下哟。

例 4-72 医：你这要做手术呢。

例 4-73 医：疼得厉害，服用点药物，好吗？

从例 4-63～例 4-73 可具体观察到医生如何用句末语气词表达语气，表达个人情绪和情感。"了"和"嘛"在祈使句末，表达了医生明显的不耐烦情绪，催促患者尽快按自己的指令行事；"啊"在祈使句中更多的是医生的催促，带有较强的要求语气，同时"啊"含有责怪口吻，责怪患者没有很好地配合；"哈"没有负面的情绪，但它表达的是要求语气，语气强度本身不高；"吧"在祈使句末就具有了建议功能，有商量的口气，随后的"呃""噢""哟""呢""好吗"语气都比较舒缓，但其被选择使用的频数很低。

四、汉语医患会话中的感叹语气

感叹语气在小句中的表达式是感叹句，它在会话中使用的频数并不高，通常是需要表达强烈情感时说话人才使用。朱德熙（1982，2002）在《语法讲义》中说，感叹句的作用是表达感情，但同时也报道信息。这句话准确的概括了感叹句的实质，它既有表达感情的功能，又能传递信息。吕叔湘（1942）认为感叹句就是"以感情的表达为主要任务"的句子。感叹句表达的感情是强烈的（华宏仪，2004），是"包括一切感情的表达而言"（高名凯，1986）。感叹句虽然本身的任务就是表达感情，但它表达的感叹强弱程度是有差异的。表达感叹的方式包括感叹语调、叹词、感叹语气词、某些代词和副词、某些特定的句式及句式变化等。

杜道流（2003）从功能主义的理论背景出发，以典型感叹句为研究对象，分析和归纳出感叹句的形式和功能特征指出，在形式方面，典型感叹句具有三个特征：①语调的丰富性；②结构的简洁性；③具有显性或隐性标志。在功能方面，典型感叹句具有四个特征：①抒情性；②主观性；③超符号性；④内省性。

（一）感叹句分类

感叹句主要从两个角度进行分类——从感叹发生角度和从结构形式。从感叹发生角度分类具有代表性的是朱晓亚（1994）的四分法：①对某一事物、人本身的感叹，具体感情要由语境决定，感叹中心只代表具体事、物、人的名词，所以常用叹词或语气词协助感叹之情；②对事、物、人的某一性质或特点的感叹；③对事、物、人的处境或状态的感叹；④对某种动作、行为的感叹往往在叙述某种动作、行为之后，再加上表感叹的评述句子。从结构形式分类，吕叔湘（1990，2009）把感叹分为两类：一类含有指示程度的指称词或限制词；另一类不用指示词，也不借助疑问，直接抒发慨叹。此外，他还提到了独立表示感叹语气的语气词，又叫感叹词。王光和（2002）则认为，感叹句可分为显形和隐形两种，显形的感叹句可以根据句子本身的语法形式分辨出来，而隐形的感叹句必须借助语境分辨出来。

（二）感叹句的显性标记

感叹语气的显性标记包括指示代词、感叹词、语气词和拟声词等。

（1）副词作为感叹标记。副词作为感叹标记非常常见，主要有表程度的副词，如"多""真""好""太"等，通常位于感叹中心之前，特别是感叹中心是形容词时，有时也位于感叹中心名词之前。此外还有表语气的副词，如"原来""简直""居然""敢情"，用来修饰整个分句。

（2）代词作为感叹标记。作为感叹标记词的代词有"怎么""这么""那么""这个""那个"等。"这么""那么"作为感叹标记的感叹句式一般为陈述性的，表示说话人对评述对象所具有的高量度性质的主观判断（杜道流，2005），强调说话人的感叹语气。"什么"作为感叹标记表示否定、消极含义（谭芳和张从益，2010）。

（3）语气词作为感叹标记。汉语的语气词非常丰富，语气词是感叹句研究中的重要分支领域，因为语气词是感叹句的显著标志。朱德熙（2002）把汉语语气词分成三类：①表时态；②表疑问或祈使；③表示说话人的态度或情感。用于感叹句的语气词就是第三类。典型的感叹语气词是"吧""啊""呀""啦""呢"。

（4）叹词作为感叹标记。叹词是特殊的一类词，在句法功能上不受其他成分支配，往往单独使用。这类词没有词汇意义，只具有语用意义。

（三）医患会话中感叹句的人际意义建构

感叹语气因其功能主要是抒情和表达主观情绪，在会话中使用频数一般都偏低。就本次的语料统计可以获知，医生选择感叹语气的机会最少，在本次语料中仅有30句。患者选择感叹语气和祈使语气的机会皆最少，分别是28句和27句。由此我们发现，只有在感叹语气这一语气类型上，医生和患者的选择达到了高度一致。感叹语气的明显低频使用，是医患会话的重要特征之一。医患会话作为机构性会话，需要语言客观、正式，尤其是医生，感叹语气往往会降低语言的客观性和患者对诊疗的信任度。医患会话并非日常的随意会话，它具有较高的机构性，需要语言正式、科学、客观。因此，在这样的机构性语境和语言的特殊要求下，针对医生和患者，均少有需要表达其强烈情感的地方，所以医生和患者只是偶尔表达夸张的情感，而且感叹句的句型也不是非常典型（例4-74~例4-78）。

例4-74 医：哦，习惯性了啊！

例4-75 医：嗯，对！又快又平。

例4-76 医：你紧张个撒子哦！恁个大人了，一点都沉不住气！

例4-77 医：那你吃啥，都吃不成，诶哟！

例4-78 医：好！

五、汉语医患会话中的疑问语气

吕叔湘（1942）提出疑问句的疑问程度问题，指出"疑问语气是一个总名，'疑'和'问'的范围不完全一致"；邵敬敏（1996）认为"信与疑是两种互为消长的因素，信增一分，疑就减一分，反之，疑增一分，信就减一分"（林茂灿，2006）。疑问语气在医患会话中占有非常重要的地位，也发挥着非常重要的作用。作为不同于一般会话的机构性会话——医患会话，医生选择疑问语气的频数超过了一般会话中使用最多的陈述语气，成为医生选择频数最高的语气形式。从本次语料来看，疑问语气的使用比率高达40.23%，它是医患会话中语气选择研究中非常具有研究价值的语气形式。对医生疑问语气的选择分析将在第五章作详细的阐述。

六、小　结

本章在系统功能语法概率性和语气系统的理论基础上,分析了医患会话中医生的语气选择及其人际意义。通过对内科、外科、中医科和专科四大科室的语料的分析,归纳出了医生在陈述语气、疑问语气、祈使语气和感叹语气的选择特点。内科、外科、中医科和专科医生选择陈述、疑问和祈使语气的频率都比较高,选择感叹语气最少。医患会话特征鲜明,主要体现在两点:①疑问语气的使用频数最高,甚至高于陈述语气;②祈使语气的使用频数虽然要少于疑问语气和陈述语气,但仍然很高。疑问语气的高频使用,充分体现了医生对会话主题、会话进程的控制;祈使语气的较多使用,体现了医患间"命令——服从"的关系。

陈述语气、疑问语气、祈使语气和感叹语气在小句中的实现形式分别是陈述句、疑问句、祈使句和感叹句。在医患会话中,句型选择不同,表达的人际意义也有差异。

陈述句可分为无标记陈述句和有标记陈述句。医患会话中的无标记陈述句使用频数远远超过了有标记陈述句。医生选择无标记陈述句主要在两个阶段:语步 2——诊断病症阶段和语步 3——治疗阶段。带有句末语气词的陈述句被称为有标记陈述句,最常使用的句末语气词有"了""吧""啊""嘛""呢"等。在医患会话中"了"是使用频数最高的陈述句句末语气词。句末语气词是表达感情的重要手段之一,它可以传达各种情绪,同时具有强调作用。但在医患会话中句末语气词在陈述句的使用频数并不高,可见医生在会话中不愿意表达个人情绪,这也是医患会话需要客观、正式的语言特征所致。患者选择最多的语气形式是陈述语气,因此患者的陈述语气选择研究也具有较高价值。患者的无标记陈述句使用的频数更高,它主要被使用在语步 2 和语步 3,尤其是语步 3 医生诊断病症阶段,患者用无标记陈述语气表述自己的病症,以希望获得有效治疗。

祈使句虽然不是使用频数最多的句型,但其在医患会话中有着非常特殊的地位,它是医生表达人际意义的重要手段之一。祈使句根据是否带有句末语气助词分为有标记祈使句和无标记祈使句,同时根据结构的分类法,它也分为肯定祈使句和否定祈使句。无标记祈使句相对于有标记祈使句,其语气强调更高,指令意味更强。无论哪个科室,无标记祈使句均是使用比率最高的祈使句句型。无论是无标记的还是有标记的,肯定祈使句的使用频数远远高于否定祈使句使用频率。结合两种分类方式,无标记肯定祈使句的使用频数最高,是最常被医生选择的祈使句形式。同时,通过对祈使句语气的分析发现,在会话中医生主要选择表达要求语气的祈使句。从语料中提取了医患会话中祈使句的句末语气词,按照语气强度逐渐减弱分别是:"了""嘛""啊""哈""吧""呃""噢""哟""呢""好吗"。语气强度较高的句末语气词使用频数相对较高。通过医生对祈使句的这系列的选择特征,可以看出在医患会话中,医生语气强度较高,态度比较生硬,常以地位较高人的身份要求地位较低的患者去完成某件事,或不做某件事。

在这样权势体现充分、会话双方优劣势明显的机构性会话中,医生需要特别注意自己的言语,言语矛盾的激化会升级成医闹。医闹已成为当今最严重的社会问题之一。学术优势和权威是必然存在的,但会话中医生应多考虑患者的感受,尽量拉近与患者的关系,减少权势的明显化。患者也应给予医生足够的尊敬和理解,双方共同努力才能促使会话融洽地进行。

第五章

医患会话中疑问语气选择特征

本章将结合现代汉语自身的特点，以疑问语气为研究对象，通过对疑问语气选择的分析，研究医患会话中语气对人际意义建构的影响。

第一节　英汉疑问语气概述

一、英语疑问语气

系统功能语法把语气作为人际意义的主要成分。小句表达语气的方式包括"直陈"语气、"陈述"语气和"疑问"语气。李战子（2002）认为基本的语气系统包括"陈述"语气、"疑问"语气和"祈使"语气。"疑问"语气指说话人讲述无法确定的信息内容，要求听话人做出"是"与"否"的回答，对缺少的信息进行补充或者确定某信息。不同的提问方式或者疑问实现的不同手段，就形成了疑问语气系统。一般而言，英语疑问语气体现在小句上，有两种类型：yes/no 疑问（是非疑问）和 wh- 疑问（特指疑问），前者表达对归一性（polarity）的提问，后者表达对内容的提问。因此，英语中的疑问句一般由 yes/no 疑问（是非问句/一般疑问句）和 wh- 疑问（特指疑问句）构成。由此可见，英语的疑问语气的实现，是通过主语和定式操作语位置的变动而实现的。

yes/no 疑问语气在英语中体现为 yes/no 疑问句，其结构是定式成分位于主语之前，在会话中通过 yes 和 no 的回答寻求信息从而实现交流。当说话者仅对之前的会话做出反应，如确认之前的会话，他们会使用省略的疑问结构，仅定式操作语后接着主语。此外陈述句也可以表达疑问功能，其结构是主语+定式成分，通过句末上升语调实现疑问功能。

wh-疑问语气在英语中体现为 wh-疑问句。wh-成分是小句人际结构中一个独立的成分，其功能是把提问人希望提供的信息明确下来（Halliday，2008）。特指成分，即 wh-包括"what、when、where、why、who（m）、whose、which、how"，它也被称为"信息疑问句"（Quirk，et al.，1985），需要获得的是特定的信息。wh-成分寻求小句结构中某一特定丢失的成分，如 who 寻求主语、what 寻求主语或补语、when 寻求环境附加语。在会话中，特指疑问语气的功能是：①引出情境信息；②回答者可以用其挑战之前的会话；③实现命令。除了 wh-成分，特指疑问语句中的其他成分都可以省略。英语中的 wh-成分具有"游离"功能（itinerant function），因为它既可以出现在语气部分，又可以出现于剩余部分（residue）。无论 wh-成分出现在语气部分还是剩余部分中，它充当主位时既表示经验意义，同时又表示人际意义。在小句中，wh-成分可以作主语、补语或者附加语。

除了 yes/no 疑问语气和 wh-疑问语气，Quirk 等（1985）还提出了第三种疑问句类型——

选择疑问语气（alternative question）。选择疑问语气的结构是定式成分 + 主语。选择疑问语气的回答是希望获得问句中两个或多个选择项中的一个，也可以说它是多个 yes/no 疑问句复合体，用 or 作为连接词，但选择疑问语气和 yes/no 疑问句有以下区别：①yes/no 疑问句仅有句末声调，而选择疑问句只在最后一项选项使用声调，其他选项使用降调；②yes/no 疑问句可以用 yes 和 no 做简单回答，但选择疑问句需要在已经列出的选项中做出明确选择。

二、汉语疑问语气

在汉语语气系统中，"提问"这一言语功能也是通过疑问语气表达。汉语的疑问语气不仅可以通过句法形式的变化实现，也可以通过疑问语气词和疑问语调来实现。汉语因为没有定式操作语，不能像英语语气系统利用主语和定式操作语的位置改变来实现，因此其疑问语气在小句中的体现要借助句法形式变化、疑问语气词和疑问语调等手段来实现。虽然在汉语界对语气系统的划分不一，但疑问语气是任何划分类别里都必不可少的语气类型，它是最基本、最重要的语气类型之一。

李宇明（1997）将汉语疑问语气系统划分为四类——疑问语调、疑问语气词、特指疑问词语和疑问句法结构。而张伯江（1993）指出汉语疑问语气系统应该包括特指疑问词、析取连词、谓语反复形式和句末疑问语气词四种表达手段。

黄伯荣和廖旭东（2002）认为，具有疑问语调表示提问的句子叫疑问句。疑问句的分类是一个十分复杂的问题，我国学者对疑问句的分类意见不统一。邵敬敏（1996）"认为汉语疑问句的类型会因为目的不同，有不同的类型划分方式"。

吕叔湘（1985）按照疑问句内部类别的派生关系，把汉语疑问句概括为两种基本类型——特指疑问句和是非疑问句。是非疑问句派生出选择疑问句和正反疑问句（图 5-1）。

以范继淹（1982）为代表的中国学者，以语义理解为出发点，按照疑问句的交际功能进行分类，即按照说话人的交际目的和听话人的回答进行分类。他认为，除特指疑问句以外的其他疑问句都是一种选择关系，是非问句只是选择问句的一种特殊形式（图 5-2）。

图 5-1　吕叔湘汉语疑问句类型　　　　　　图 5-2　范继淹汉语疑问句类型

朱德熙（1982）从转换生成语法的角度，把疑问句分为三类——特指问句、选择问句和是非问句（图 5-3）。他认为这三类问句都是由陈述句转换生成的。

张伯江（1993）也把疑问句分为特指问句、选择问句和是非问句（图 5-4）。但他对是非问句进行了细化，认为是非问句包括附加问句、反复问句、正反问句和"吗"问句。

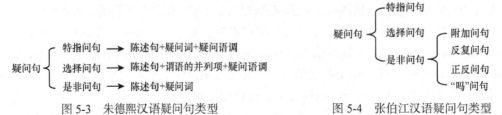

图 5-3　朱德熙汉语疑问句类型　　　　　　图 5-4　张伯江汉语疑问句类型

林裕文（1985）和陆剑明（2003）按照疑问句的结构形式分类，把疑问句划分为两种基本类型——是非疑问句和非是非疑问句。其观点是，是非问、特指问、选择问之间的对立体现在疑问代词、语气词与语调上。房玉清（2001）在《实用汉语语法》中把疑问语气也分为是非问和非是非问。在非是非问中，除了特指问、和选择问，他还加入了正反问（图5-5）。

邵敬敏（1996）构建了疑问的"选择系统"。他把所有的疑问句都看成是种"选择"——是非选择和特指选择，其区别在回答上（图5-6）。

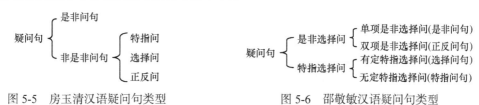

图5-5　房玉清汉语疑问句类型　　　　　图5-6　邵敬敏汉语疑问句类型

胡壮麟（1994）在 Li 和 Thompson（1981）对疑问句划分的基础上，总结汉语的疑问语气为三种功能五种形式（图5-7）：①特指疑问句，即出现疑问词的问句。特指疑问语气在汉语中用疑问词（组）体现，如"谁""什么时候""哪里"；②是非疑问句，有两种体现形式，语气词问句和通过声调表疑问语气的陈述句；③选择疑问句，包括选择问和反复问两种形式。

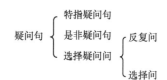

图5-7　胡壮麟汉语疑问句类型

此外，现代汉语中还有一类比较特殊的疑问句形式，即"X-不"。大多数现代汉语研究学者把此类疑问句当作正反问的特殊形式或者省略形式。但也有学者发现了其特殊性，邵敬敏（1996）在讨论正反问时，专门讨论了"VO 不"的两个来源。他指出，部分"VO 不"可以当作"VO 不 VO"省略了后项的"VO"，即作为正反疑问句的特殊形式或省略形式。但他同时指出现代汉语中还存在"VP 了（过）不""有 NP 不""不 VP 不" 三种以"不"结尾的问句。此后，陈静（2002）在其学位论文《现代汉语正反问研究》中，以邵敬敏的观点为基础提出"VP 了（过）不" "有 NP 不""不 VP 不"应该根据语义和功能的不同分为两类。"有 NP 不"问句属于选择疑问句中的正反问，句尾"不"为否定副词；"VP 了（过）不" 和 "不 VP 不" 问句属于是非疑问句，其"不"具有语气词的功能。本书把"VO 不""VP 了（过）不""有 NP 不""不 VP 不"都视为选择问句。

虽然对疑问句类型的划分不尽相同，但语篇中疑问句的研究具有十分重要的价值。在会话交际中，不同类型的疑问句实现不同的交际功能，达到不同的交际目的。因此划分疑问句类型，了解疑问句类型选择的特点，是掌握会话交际的有效途径。

三、英汉疑问语气对比

"主语"和"定式操作语"这两个语气成分，在英语疑问语气表达中根据不同的疑问表达手段，在小句中的位置也不同。在是非疑问句中，是 "定式操作语"+"主语"。在特指疑问句中，有两种情况：①wh-成分作主语时，是 "主语"+"定式操作语"；②wh-

成分不作主语时，是"定式操作语"＋"主语"。"主语"＋"定式操作语"英语小句中的"主语"是非常重要的成分，是命题的基点。"主语"对命题是否有效负责。"定式操作语"的存在主要有两个参考点：①说话的时间（is、was、will be）；②说话人的判断（can、might、should）。"主语"和"定式操作语"体现人际功能，激发说话者和听话者之间的人际交流。

英语语气系统中的"主语"和汉语小句中的"主语"是有差别的。Halliday（1994）指出，系统功能语言学使用的"主语"是一个功能的术语，具有语义功能，传统的主语只有一个语法功能。汉语的主语等同于英语传统主语，它总是出现在句首的位置。英语的语气以主语的有效性为特点，英语的主语是为命题成功与否负责的成分，它的作用非常重要，是语气系统的主要关注点。汉语的主语不是语气系统的关注点，关注点转移到表达过程和行动的谓语上了。作为英语语气系统中表达人际意义重要成分的"定式操作语"，在汉语中并没有等同的术语，即汉语语气系统中没有"定式操作语"。因此，在汉语中疑问语气不能通过主语和定式操作语的位置改变而实现。特指疑问句中的特指成分，不移到句首，而是保留在原有的位置。汉语的语气是由语调、语气词、谓语或谓语的一部分或主语缺失来体现的（张德禄，2009）。

英汉疑问语气在疑问句分类上，也具有较大差异，尤其体现在选择疑问句上。选择疑问句是说话人对问题提出两个或两个以上答案供对方选择的疑问句式。英语的选择疑问句的结构是：①"定式操作语"＋"主语"；②在句末有两项或两项以上的选择项，通常用or连接，多于两项时，各项之间还需加逗号间隔。汉语的选择疑问句类型较为复杂，通常包括列项选择问、正反问和反复问。

第二节　汉语医患会话中的疑问语气选择及其人际意义

会话是言语交际的基本方式。话语与权力是一种辩证的同构关系，影响、控制话语运动的最根本因素是权力，话语和权力是密不可分的，真正的权力是通过话语来实现的（王治河，1999）。医患会话是一种机构性会话，它是涉及医术、道德、文化等多种因素的社会现象。医患双方通过沟通，医生能发现病情，找出病因，并进行治疗，患者也可以了解如何配合医生治疗病症。但在会话交流中会经历不同程度的理解、误解、冲突和配合，通过对语言的分析研究，能揭示医患交际过程所涉及的语言、社会、文化等因素对医患交际的影响。

提问的研究是研究医患会话的核心，提问的使用涉及交际双方的社交地位、权力或权势关系、身份特征、礼貌程度等。因此，对提问的研究能揭示会话中交际双方的人际功能表达。王晋军（2006）指出，问句在机构会话中是一种实施权势的手段，占据主导的一方使用问句的不对等导致话轮分配的不对等，而且问句制约着序列话题，并控制着会话话题。

一、汉语医患会话中问句类型

在医患会话中，医生的提问对患者是一种控制形式（Ong et al.，1995）。这种控制通过会话主导、强调、语言戏剧化，或用提问打断患者语言。医生使用提问的目的有：①获取信息；②总结和确认信息；③表达同感；④正向反馈。借鉴英语疑问句句型分类，根据汉语语言的特点，本书根据句法结构把医患会话中的问句类型按照语言结构归纳为特指问句、是非问句和选择问句。按照 Heritage 和 Clayman（2010）提出的"问题呈现——数据收集——诊断——治疗"问诊流程，归纳为社会-病史提问、心理/诊断提问和治疗提问（图 5-8）。

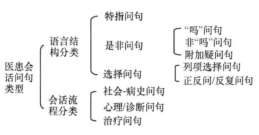

图 5-8　汉语医患会话的问句类型

二、汉语医患会话中问句类型分布特征

根据本次研究的目的选择了研究对象。所有会话中的医生和患者的提问都是本次研究的对象，本次研究共提取医生问句 1042 个，患者问句 313 个。按汉语医患会话中的基于语言结构的问句分类类型——特指问句、是非问句和选择问句，作为基本的问句类型，对问句按照内科、外科、中医科和专科进行标注，得到医生和患者选择问句类型的总体频数统计（表 5-1、表 5-2）。

表 5-1　医生问句总体频数分布

| 类型 | | 内科 | | | 外科 | | | 中医科 | | | 专科 | | | 合计 |
		M1	M2	M3	M1	M2	M3	M1	M2	M3	M1	M2	M3	
特指问句		29	56	3	28	40	0	11	26	4	51	77	10	335
是非问句	"吗"问句	27	24	3	9	14	0	14	59	18	38	50	29	285
	非"吗"问句	14	12	2	13	13	0	6	8	4	22	18	5	119
	附加问句	12	9	7	3	10	28	4	13	5		6	4	101
选择问句	列项选择问句	4	3	0	0	3	0	1	0	2	1	1	2	17
	正反问/反复问句	25	36	9	11	17	6	0	8	2	30	24	17	185
合计		111	140	24	64	97	36	36	35	35	142	176	67	

注：M1=语步 1，M2=语步 2，M3=语步 3

表 5-2　患者问句总体频数分布

| 类型 | | 内科 | | | 外科 | | | 中医科 | | | 专科 | | | 合计 |
		M1	M2	M3	M1	M2	M3	M1	M2	M3	M1	M2	M3	
特指问句		1	6	3	0	11	16	0	2	13	0	13	16	81
是非问句	"吗"问句	5	2	5	0	8	18	0	1	8	0	11	30	88
	非"吗"问句	0	4	0	3	8	20	0	3	7	0	7	23	75
	附加问句	0	0	0	0	1	5	0	0	1	0	0	2	9

续表

类型		内科			外科			中医科			专科			合计
		M1	M2	M3	M1	M2	M3	M1	M2	M3	M1	M2	M3	
选择问句	列项选择问句	0	0	1	0	0	0	0	0	0	0	0	0	1
	正反/反复问句	2	3	6	0	12	13	0	1	1	0	8	13	59
合计		8	15	15	3	40	72	0	7	30	0	39	84	

注：M1=语步1，M2=语步2，M3=语步3

归类内科、外科、中医科和专科问句使用情况，用标准频数呈现了三种主要问句类型的分布情况（表5-3、图5-9）。

表5-3 医生问句类型选择科室分布特征

类型		内科	外科	中医科	专科	χ^2	P
特指问句	数量/例	88	68	41	138		
	比率/%	32.0	34.5	22.2	35.8		
是非问句	数量/例	110	92	131	172	57.255	0.000
	比率/%	40.0	46.7	70.8	44.7		
选择问句	数量/例	77	37	13	75		
	比率/%	28.0	18.8	7.0	19.5		

注：χ^2= 57.255，P = 0.000 ＜ 0.05，差异非常显著，具有统计学意义

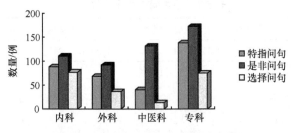

图5-9 医生问句类型选择科室分布特征

用频数归纳各语步中医生问句的使用情况，获得医生问句类型在医患会话中的动态分布情况（表5-4），医生是非问句动态分布特征（表5-5）和医生选择问句动态分布特征（表5-6）。同时，为了更清晰地观察频数的特征，用柱状图来呈现上表（图5-10～图5-12）。

表5-4 医生问句类型动态分布特征

类型		M1	M2	M3	χ^2	P
特指问句	数量/例	119	199	17		
	比率/%	30.28	37.76	10.49		
是非问句	数量/例	162	236	107	58.158	0.000
	比率/%	41.22	44.78	66.05		
选择问句	数量/例	112	92	38		
	比率/%	28.50	17.46	23.46		

注：M1=语步1，M2=语步2，M3=语步3；χ^2= 58.158，P=0.000<0.05，差异非常显著，具有统计学意义

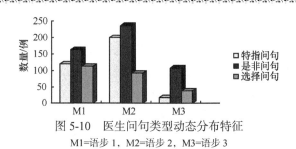

图 5-10 医生问句类型动态分布特征

M1=语步 1，M2=语步 2，M3=语步 3

表 5-5 医生是非问句动态分布特征

类型			M1	M2	M3	χ^2	P
是非 问句	"吗"问句	数量/例	88	147	50		
		比率/%	30.9	51.6	17.5		
	非"吗"问句	数量/例	55	51	13	48.265	0.000
		比率/%	46.2	42.9	10.9		
	附加问句	数量/例	19	38	44		
		比率/%	18.8	37.6	43.6		

注：M1=语步 1，M2=语步 2，M3=语步 3；χ^2= 48.265，P =0.000＜0.05，差异非常显著，具有统计学意义

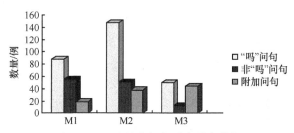

图 5-11 医生是非问句动态分布特征

M1=语步 1，M2=语步 2，M3=语步 3

表 5-6 医生选择问句动态分布特征

类型			M1	M2	M3	χ^2	P
选择 问句	列项选择问句	数量/例	6	7	4		
		比率/%	35.3	41.2	23.5	0.469[*]	0.847[*]
	正反/反复问句	数量/例	66	85	34		
		比率/%	35.7	45.9	18.4		

注：因为有 1 个理论频数小于 5，故这里进行了 Fisher 精确检验。检验结果 χ^2= 0.469，P= 0.847 ＞ 0.05，差异不具有统计学意义。M1=语步 1，M2=语步 2，M3=语步 3

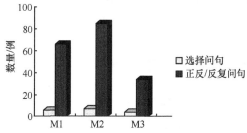

图 5-12 医生选择问句动态分布特征

M1=语步 1，M2=语步 2，M3=语步 3

在汉语医患会话中，按照特指问句、是非问句（"吗"问句、非"吗"问句、附加问句）和选择问句（选择问、正反问/反复问）的分类，在不同的会话提问阶段——语步1（M1），社会/病史提问阶段；语步2（M2），心理/诊断阶段；语步3（M3），治疗阶段，医生问句的选择具有以下特征。

（1）就科室各问句频数分布状态看，是非问句是各科室医生主要选择的提问方式，每个科室的是非问句百分比都超过了40%；选择问句的使用频数最低，尤其是中医科，选择问句的使用频数百分比只有7.0%。这一频数分布特征没有因为科室的不同而有所改变。简短、快速推进话题并获得信息的是非问句，是医生问诊过程中提问的首选。虽然语气委婉的选择问句也可以快速获得信息，但却使用频率最低。这充分体现了医患会话中医生的主导地位和权势。

（2）内科、外科和专科的主要问句类型之间的使用频数差异不显著，唯有中医科的是非问句使用频数与特指问句和选择问句的使用频数差异显著，中医科的是非问使用频数要远远高于其他两种问句类型。中医科因为其学科特点，在问句选择上也呈现了值得研究的特征。

（3）是非问句在语步1、语步2和语步3都呈现出最高使用频数。医生提问的主要阶段在语步2，其次是语步1，语步3医生的提问最少。进一步观察各语步提问情况，医生虽然在语步1和语步2使用最多的是是非问句，但也较多地使用了特指问句这一开放式提问类型，给患者留有空间描述自己的病史和症状。在语步3医生甚少使用开放式提问，选择问句的使用频数高于特指问句使用频数。语步3是医生专业知识得到最充分体现的阶段，这是最能体现医生权威和权势的阶段。

（4）对于使用频数最高的是非问句，其具体有三种问句形式，"吗"问句、非"吗"问句和附加问句的使用情况出现了显著差异。最典型的是非问句——"吗"问句的使用频数最高，尤其是在语步2。具有协商和使语气委婉功能的附加问句使用频数最低，尤其是在语步1。在语步3，选择问句的使用频数要低于"吗"问句，但高于非"吗"问句，可见医生在提出治疗方案时，还是有弱化自己权势的意愿，以此来拉近和患者的距离，增加患者对其的信任感。

（5）选择问句里的列项选择问和正反/反复问使用频数整体偏低，通过 Fisher 精确检验，得出本次数据呈现的差距不具有统计学意义的结论。但我们还是可以发现，医生更倾向于正反的"有"或"没有"的提问，而不是给患者选择项。正反的"有"或"没有"的提问，可以使医生的提问更直接、目的性更强、主导性更强。

（6）对比医生和患者的问句选择情况发现，医生的问句使用频数要远远高于患者。从统计医患和患者各自问句的选择情况来观察，虽然医生和患者问句选择的频数差异很大，但其构成比并没有显著差异，$\chi^2 = 5.117$，$P=0.077>0.05$。由此可见，患者和医生的问句选择情况相似（表5-7，图5-13）。患者使用频数最高的问句形式也是是非问句，选择问句使用频数最低。就语步分布来看，虽然从统计学的角度经 Fisher 精确检验（因为有2个频数小于5），患者的问句选择并不具有显著的统计学意义，但依然可以发现，在语步1，患者几乎没有机会提出开放式问题即特指问，也很少有机会选择语气委婉的选择问句。语步3是患者提问的主要阶段，尤其语步3的是非问句的使用频率最高。在语步3，患者主要关心的是如何在医生的指导下治疗病症，因此他们迫切地通过提问的形式确认信息和获得信息（表5-8，图5-14）。

表 5-7　医、患问句类型选择对比特征

类型	特指问句	是非问句			选择问句		χ^2	P
		"吗" 问句	非 "吗" 问句	附加问句	列项选择	正反/反复问句		
医生	335 （32.15%）	285 （27.35%）	119 （11.42%）	101 （9.70%）	17 （1.63%）	185 （17.75%）		
		505 （48.46%）			202 （19.39%）			
患者	81 （25.88%）	88 （28.12%）	75 （23.96%）	9 （2.88%）	1 （0.32%）	59 （18.85%）	5.117	0.077
		172 （55.27%）			60 （19.17%）			

注：检验结果 $\chi^2 = 5.117$，$P = 0.077 > 0.05$，差异不具有统计学意义

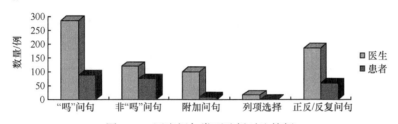

图 5-13　医患问句类型选择对比特征

表 5-8　患者问句类型动态分布特征

类型		M1	M2	M3	χ^2	P
特指问句	数量/例	1	32	48		
	比率/%	1.23	39.51	59.26		
是非问句	数量/例	8	45	119		
	比率/%	4.65	26.16	69.19	7.609[*]	0.093[*]
选择问句	数量/例	2	24	34		
	比率/%	3.33	40	56.67		

注：因为有 2 个理论频数小于 5，故这里进行了 Fisher 精确检验，检验结果 $\chi^2 = 4.305$，$P = 0.093 > 0.05$，差异不具有统计学意义。M1=语步 1，M2=语步 2，M3=语步 3

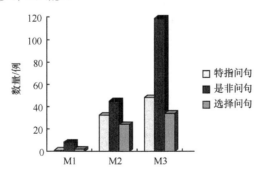

图 5-14　患者问句类型动态分布特征

M1=语步 1，M2=语步 2，M3=语步 3

　　综上所述，在疑问语气的各问句的选择上，医生会根据不同的问诊阶段和实际需要做出差异选择，而且差异特征显著。医生在医患会话中的核心地位凸显，权势表达充分，是会话的控制者，是话题的主要提出者。虽然因为患者对各问句的选择频数偏低，使得差异

不显著，但仍可以观察到患者对问句的选择情况和医生类似。这也体现了患者在会话中的配合和从属地位。下面将分别讨论三种主要问句类型在医患会话中的特征及其表达的人际意义。

三、汉语医患会话中的特指问句

特指问句的基本句式是"语调 + 单个疑问代词 +（语气词）"。它通过将疑问代词作为疑问点以获得关于人、事、时间、地点、方式、原因等的信息，具有明显的探索意味，是获取未知信息的有效途径。实际交际中，还有很多不同的非基本句式出现。特指问句提供了很大的语言自由空间，弱化了提问者的态度诱导倾向。汉语医患会话中医生的特指提问主要包括 5 类（表 5-9），患者的特指提问主要包括 3 类（表 5-10）。

表 5-9　医生特指提问类型

医生特指提问	实例
患病一般情况提问	你怎么不好？看哪里？哪里不舒服？
患者社会情况提问	住在哪里？你什么工作？你今年多大年纪？
症状提问	觉得是一种什么样的疼的感觉？肚子胀得怎么样？昏好久了？一般你这个疼痛剧烈持续最长的时间大约是多久？
病史提问	原来得过什么病？长了有几年了？对什么药过敏吗？当初是为什么住院？
治疗提问	那个擦的药，复方××软膏还有几盒？这次给你开多久的药？你现在吃什么药？

表 5-10　患者特指提问类型

患者特指提问	实例
病因提问	一般是什么引起过敏？焦虑都会是什么导致的？我这腰疼是怎么回事啊？
医学知识提问	稳定值是什么意思？神经性皮炎是什么？
治疗提问	一天几次呢？我什么时候还来看？那个药贴几天？哪些水果可以吃？

在医患会话的开始阶段，医生常常以特指提问开始，特指提问是开放式提问方式，这给患者提供了较大空间描述自己的病患。虽然医生以开放式提问开始会话，但他实际控制了会话内容和话题序列。

例 5-1

01 医：<u>看哪里？</u>

02 患：这，手都抠烂了。

03 医：哦，<u>做什么工作啊，你？</u>

04 患：我现在在××，才到那里去。

05 医：哦，<u>原来做什么？</u>

06 患：原来耍。

会话的一开始，医生就通过三个特指问句（例 5-1-01、例 5-1-03、例 5-1-05），获得了他想知道的信息：病症位置，患者社会背景。这两个话题看似毫无关联，在一般的会话中会话双方不会有这样大的话题转换，但医生作为机构性会话中的参与者，会根据自己对信息的需求选择话题，这体现了医生在会话中的主导作用。实质上医生询问患者工作的信息，这与他的诊断是相关联的，因为患者手上的溃烂有可能与其工作性质有关。从病症部位到患者工作背景，医生完全根据自己的意愿提出话题、转移话题。由此可见，在医患会话中，医生是话题的推进者，是会话的主导者。

医生特指提问使用最多的阶段是语步 2——诊断阶段，主要是对患者症状的提问，具体说是对病患时间和对病症出现部位的提问。

例 5-2

01 医：<u>你每次要坐多久才能缓解呢?</u>

02 患：要坐一个多小时啊。

03 医：<u>你这次发作了有多长时间啊?</u>

04 患：半个月吧。

05 医：<u>一般你这个疼痛剧烈持续最长的时间大约是多久?</u>

06 患：一个晚上。

07 医：<u>觉得是一种什么样的疼的感觉? 针扎了还是绞痛、拧着疼[还是]?</u>

08 患：[拧着疼]，就是拧着疼。

在语步 2——诊断阶段，医生的专业知识权威凸显，将话题的控制权牢牢把握："多久才能缓解——这次发作多久——剧烈疼痛最长持续多久——什么样的疼"。医生通过连续四个特指问句（例 5-2-01、例 5-2-03、例 5-2-05、例 5-2-07），对患者疼痛时间和方式获得了了解。虽然医生使用的是特指问这一开放式提问方式，但患者回答的空间仍被限制了。患者紧紧跟随医生提出的主题做出回答，没有任何机会按照自己的意愿展开新的话题，提供新的信息。换句话说，牢牢掌控了会话的主题和序列的是医生，他在整个会话中具有绝对的权势。

在语步 3——治疗阶段，医生的特指提问标准频数是 5.07，而患者达到了 14.33。虽然从标准频数统计上看，似乎患者在这一阶段使用了更多的特指问句，在问句的数量上占有优势。但患者的提问通常针对医生治疗方案，目的是更清楚地了解医生的治疗方案，话题的实际控制权还是在医生那里。医生对患者的治疗方案是无须询问和商量的，因此在这一阶段医生特指提问很少，这正是医生专业权威和权势的充分体现。

例 5-3

01 医：噢，我给你开一个定云丹。

02 患：<u>定云丹一盒多少钱?</u>

03 医：定云单一盒 30 多块钱。我给你先开上两盒，两盒你吃。

04 患：<u>两盒能吃多长时间?</u>

05 医：一次吃一丸，一天吃一次。

例 5-3 中患者的提问都是紧紧围绕着医生提出的主题展开的。医生提出了"定云丹"和"两盒"的主题，在此基础上患者选择用特指问句希望获得更详细的信息。话题的控制者和推进者还是医生。由此也提醒我们，问句数量的统计和以说话多少为标志的权势关系分析是有局限的。谁规定了会话内容，掌握了会话主题，推进了会话序列能帮助做出更准确的权势关系分析。

四、汉语医患会话中的是非问句

张伯江（1997）指出，对一个命题提问，要求答话者判断是非的疑问句叫作是非问句。

是非问句在汉语疑问句中占有非常重要的位置。其功能是说话人期待听话人对某一命题做出"肯定"或"否定"的回答。在对命题的疑信度上，可以分为三个层次——一无所知、半信半疑和确信无疑。在类型上，是非问句的类型可以概括为"吗"字是非问句、非"吗"是非问句和附加疑问句；也可以按照语段成分的肯定和否定，把是非问句概括为肯定是非问句和否定是非问句。非"吗"问句在汉语中通常是通过句末升调实现疑问功能的。"吗"字是非问句是"陈述句+ 吗？"，它除了句末语气词"吗"，有时句末语气词还有"吧""啊"。"吗"字是非问句对肯定的答案疑问程度高一些，"吧""啊"的疑问强度不如"吗"。附加疑问句是以结尾附加"好吗""行吗""可以吗""是吧"等的是非问句形式。它的疑问程度很弱，用于问话人已经有了自己的看法、意见，用问句的形式征求对方的意见，更多的是一种委婉的商量和征求意见的问句形式。医患会话中的是非提问从医生的角度归纳为5类（表5-11），从患者的角度归纳为3类（表5-12）。

表 5-11　医生是非提问类型

医生是非提问	实例
患病一般情况提问	平时吃饭好吗？原来在家里做家务做得多吧？月经又来了？叫蔡小梅，是吧？
症状提问	现在还胸闷吗？痰不黄了吧？这地方疼？腰疼也比较厉害，是吧？
病史提问	你在做透析吗？手指没有痛过吗？以前也起过？当时在我们这治的给你诊断的是焦虑抑郁，是吧？
诊断提问	你这个是个慢性病，知道吧？实际上这就是一个干硬阴虚火旺，知道了吗？现在看不像阑尾炎，好吧？
治疗提问	吃的药都有吗？开5盒药膏？如果实在好不了，还得考虑手术呢，好吧？

表 5-12　患者是非提问类型

患者是非提问	实例
病因提问	这个与肾功能衰竭没得关系吧？做家务活也要损坏啊？跟血糖还有关系呢？
诊断提问	神经性皮炎？但是我检查几个月了都说不是荨麻疹的嘛？
治疗提问	不打针吗？手术切了？那手术的话有可能留瘢痕吧？布洛芬长期吃，是吧？

从本次收集的语料来看，是非问句是在医患会话中使用频数最高的问句形式，在研究中应该对这一非常重要的问句形式特别予以关注。是非问句是闭合式提问，它限制了回答的选项，不给回答者明显的机会去提问或增加任何新的信息。因此，为了快速、准确了解患者的症状，医生偏好选择是非问句，限制患者回答的范围，通过自己的专业知识，引导患者简短地做出回答。在医患会话推进过程中，医生通过是非问句掌握话题的控制权，规定会话的内容和话题的序列，从而实现自己快速诊断和治疗的目的。而患者的是非问句仅是围绕如何进行治疗的提问。如何治疗是患者最关心的问题，如怎样用药、是否需要进一步的治疗等。对医生的诊断，患者很少提问，即使提问，也非怀疑，而是再次确认。通过语料分析，我们发现医生使用是非问句主要在语步 2，即对患者症状提问的阶段。在这一阶段，医生采用是非问句进行诊断是有效而快速的。

例 5-4

01 医：哪疼？

02 医：能说具体点不？

03 患：嗯。大概这个地方。

04 医：好。<u>吐了没有?</u>

05 患：没有。

06 医：<u>大便?</u>

07 医：<u>也没拉肚子?</u>

08 医：<u>也没排便?</u>

09 患：没有。噢，这疼。

10 医：这疼，<u>这呢?</u>

11 患：这，这，这有点。

12 医：<u>这呢?</u>

13 患：有点。

14 医：<u>这呢?</u>

15 患：噢，这最疼。

16 医：<u>这最疼呀?</u>

17 医：<u>吃啥不好的东西了?</u>

18 医：<u>凉的?</u>

19 患：凉的?

例 5-4 的会话片断中，医生使用的是非问句有 10 个 (例 5-4-02、例 5-4-06、例 5-4-07、例 5-4-08、例 5-4-10、例 5-4-12、例 5-4-14、例 5-4-16、例 5-4-17、例 5-4-18)。例 5-4-02 的是非问句以"不"结尾，是特殊的"吗"是非问句；例 5-4-16 虽然以"呀"结尾，但还是属于"吗"是非问句；例 5-4-10、例 5-4-12、例 5-4-14 是三个连续的不完整"吗"是非问句。例 5-4-06、例 5-4-07、例 5-4-08、例 5-4-17、例 5-4-18 属于非"吗"是非问句。为了诊断的需要，医生频繁地使用是非问句，其话题经历了八次转换"疼痛—吐—大便—拉肚子—排便—疼痛—吃不好东西——凉的"。每次转换，都是医生根据诊断需要，为了获得新信息而推进的。尤其是不完整是非问句和非"吗"是非问句的使用，加快了话题转换速度和会话速度，一问一答间互动加快，信息交换加快，但频繁地选择是非问句却使会话显得机械而冷漠。患者只有一次提问机会，而这次提问仅是重复医生的问题予以确认。整个会话过程，医生不但控制了会话主题，也掌控了会话节奏，成了会话的主导者。

附加是非问句虽然在是非问句中使用频数很低，但也值得分析研究。以"好吗""行吗""可以吗"和"是吧" 等结尾的附加是非问句形式，它的疑问程度很弱，通常用于问话人已经有了自己的看法和意见，只是用问句的形式征求对方的同意，是一种委婉的商量和征求意见的问句形式。

例 5-5

01 医：<u>要去清个创，好吧?</u> 这人的口腔细菌也能导致感染。

02 患：包吗?

03 医：<u>不包，光要清创，好吧?</u>

04 患：嗯。

05 医：<u>左小腿外侧，对吧?</u>

06 患：对。

07 医：左小腿近膝。<u>去换药中心清个创，不包扎，好吧?</u>

08 患：嗯。

09 医：口服抗生素，家里有没有？

10 患：什么？（0.5）抗生素？

11 医：对。

12 患：抗生素就是那个阿莫西林啥的。

13 医：可以。

14 患：阿莫西林，还有那个叫什么来着？叫那个……

15 医：破伤风一定要打，好吧？

16 患：嗯。

例 5-5 中医生连续使用了 5 个附加问句（例 5-5-01、例 5-5-03、例 5-5-05、例 5-5-07、例 5-5-15），包括 4 个"好吧"，1 个"对吧"。尽管附加问句也属于是非问句，回答受限而且商量的语气并不强，但它明显弱化了医生的强势地位，使得会话的氛围更友好。附加问句的疑问程度很弱，在医患会话中通常使用在治疗阶段。在这一阶段，医生的治疗方案本无须商量，但可以适当使用附加问句，缓和会话的紧张，消除医患间的冷漠。从收集的语料来看，医患会话中的附加是非问句的使用频数最低，而且其肯定的程度较强，患者的回答非常简短，在例 5-5 中，患者用了三个"嗯"表达了自己赞同的意见，可见患者对医生的治疗服从，这是医生专业权威的体现，也是医生权势的体现。

我们在前面对比内科、外科、专科和中医科各问句使用频数时发现，前三个科室的三种主要问句类型的使用标准频数差异不大，唯有中医科的是非问句使用频数（12.57）与特指问句和选择问句的使用频数（3.93 和 1.25）差异显著，即在中医科的医患会话中，医生使用是非问句的比例大大高于特指问句和选择问句，我们通过例 5-6 和例 5-7 进行具体分析。

例 5-6

01 医：现在还反弹吗？

02 患：不反弹了。

03 医：能吃进去饭吗？

04 患：想吃就吃了，胃就胀。大便不好，肉汤里再吃一口，半身就疼。

05 医：胃疼？

06 患：对，胃疼。然后后背就疼，烧得就疼。

07 医：觉得口干吗？

08 患：嗯，干。

09 医：口干、口渴。噢。

10 患：嗯，把我头都疼的。

11 医：对，我就给你改方子的呢，噢。这是一个胃阳虚红。

12 患：这个月经不好。前半天有，后半天就一点点，甚至没有。

13 医：我问你，颈区好吗？

14 患：不好。

15 医：恶心不？

16 患：是，早上有一点恶心。

17 医：嗯？油多了就恶心？

18 患：油多了。

19 医：噢，油多了。

20 患：油多了就恶心。

21 医：<u>你觉得经常疲乏吗？</u>

22 患：对。经常。那个头晕的。烦的。

例 5-7

01 医：我问你，<u>你经常全身困吗？</u>

02 患：啥意思呀？

03 医：<u>经常全身困吗？</u>

04 患：嗯。全身疲乏，没有劲。

05 医：<u>吃饭好吗？</u>

06 患：吃饭吃的量少。

07 医：<u>拉肚子吗？</u>

08 患：不拉。

09 医：<u>白带多吗？</u>

10 患：多。

11 医：<u>黄吗？</u>

12 患：好像有点黄。

13 医：她的感觉是一个湿热病。伸舌头，看见了没有？

14 患：在那块吃过两回中药了。

15 医：嗯。在哪？

16 患：在×××那块不是有个诊所，吃了也没啥反应。

17 医：嗯。<u>肚子疼吗？</u>

18 患：肚子不疼。

例 5-6 是取自中医科的一段会话，医生共使用了 8 个是非问句，其中 "吗" 是非问句 5 个（例 5-6-01、例 5-6-03、例 5-6-07、例 5-6-13、例 5-6-21），非 "吗" 是非问句 3 个（例 5-6-05、例 5-6-15、例 5-6-17）。话题的发展经历了 8 次转换，分别是 "反弹—吃饭—胃疼—口干—头疼—颈区—恶心—疲乏"，其中 7 次是通过医生使用是非问句提出和转移话题。例 5-7 也是来自中医科的医患会话片段，医生使用 7 个是非问句，均是 "吗" 是非问句（例 5-7-01、例 5-7-03、例 5-7-05、例 5-7-07、例 5-7-09、例 5-7-11、例 5-7-17）。本例中，会话的话题共有 7 个："困—吃饭—拉肚子—白带—湿热病—中药—肚子疼"，其中 5 个话题是医生通过是非问句提出。从这两个实例中可以看出，医生偏好用最便捷的是非问句提出话题，促使患者按照自己的意愿快速回答，期间患者仅因为理解不足使用了一个确认信息的问句（例 5-7-02）。会话双方问答交替节奏短而快，不容患者进行更多描述，医生完全根据自己需要不断提出新的话题。虽然医生通过是非问句直接表达了自己的观点，但降低了会话双方的对话性，在语气上表现出了疏远、冷淡、严肃甚至有些不友好。

从本次语料我们发现，中医科的医患会话是具有鲜明特征、非常值得研究的机构性会话。其特征的鲜明突出和中医科的学科特点是紧密相连的。中医是博大精深的一门医学学科，经典的诊疗方法推崇 "望、闻、问、切"，其中的 "问" 是诊疗过程中必不可少的重要环节，是关键而且重要的诊疗手段。通过 "问"，医生获得新信息，确认旧信息；通过 "问"，医生提出治疗方案，保证治疗的高效性。从收集的语料来看，中医科医生的 "问"

最常使用的是是非问句，这和其他科室是相似的。但中医科的是非问句使用频数却远高于其他问句类型，这是不同于其他科室的。是非问句的大量使用，可以让医生更便捷地提出话题，控制话题，并快速获得患者的信息，限制患者的回答。这让中医科医生不但牢牢掌控了会话结构，控制了会话的进程，也增添了学科的神秘色彩，让患者对中医产生了敬畏，让医生和患者的距离感增强，这对中医的发展有一定负面影响。

五、汉语医患会话中的选择问句

选择问句是汉语问句系统的重要形式，虽然其所占比例不大，但其结构极富特色。选择问句让回答者就两种或者两种以上判断、揣测、拟议的情况选择回答其中的一项。选择问句大体上可以分为两类：一种是列项选择，其组成形式有"是……还是……""是……，是……""还是……，还是……""……还是……"（邵敬敏，1996）；另一种是正反选择，包括反复问和正反问，其组成形式有"……没有""……不……""……没……"。使用选择问句是一种策略表达，因为选择问句加上选择项，能够更快捷、更有效地激活听话者的信息。选择疑问句也限定了回答的范围，需要回答方做出选择并给出肯定或否定的回答。但选择疑问句比是非问句语气委婉，有明显的提议和邀约的功能。归纳总结本次收集的语料，医患会话中，医生和患者的选择提问各有 3 个类型（表 5-13 和表 5-14）。

表 5-13　医生选择提问类型

医生选择提问	实例
症状提问	有时候喝酒后呼吸出现这情况，是不是？手麻脚麻有没有，脖子疼不疼？其他还有感觉没有？有没有心烦、心急、坐不住？反酸水不？我就问你到底是剧痛还是酸痛？那鼻子出血量多不？
病史提问	最近有没有感冒？经不经常过敏？你是不是平常有便秘，大便习惯不好这些情况？以前有过这种症状没？有糖尿病没有？平时经常感冒不？
治疗提问	我开的药，上次开的还有没有？今天要勇敢点，要给你打针，怕不怕？发现了就做了，听懂了没？查个血看有没细菌感染？你看今天查不查？开上五盒还是三盒？

表 5-14　患者选择提问类型

患者选择提问	实例
病因提问	那跟这病有没关系？是不是我以前做过油漆，有影响没有？它跟湿度大了有没有关系？
诊断提问	那个疝气会不会影响到这块疼呀？是不是简称毛囊炎？是不是肿了？我这个会不会是风湿？有没有可能长到大脑里？那不同医院的检测结果一样不？

尽管选择提问能使生硬的"问—答"对话模式显得委婉，能缓和紧张的气氛，能拉近医患之间的距离，但在权势明显的医患机构性会话中，它的使用频率却最低。从本次收集的语料来看，医患会话中的两种选择提问方式——列项选择和正反/重复选择，使用频数都要低于特指提问和是非提问，尤其是列项选择提问，几乎寥寥无几（整个语料中仅 17 句）。在对症状提问时，列项选择问句并没有使会话语气缓和，也没有商量的口吻，只是相对于是非问句，使回答的选项增加，给患者多了可以选择的项目。在治疗阶段，列项选择有询问和商量的语气，给了患者一定的机会，从选项中选择做出回答。

例 5-8

01 医：情绪怎么样？

02 患：情绪倒也罢了。嘿（笑）!

03 医：<u>有没有心烦、心急、坐不住？</u>

04 患：哎呀，就是有时候心慌。

05 医：<u>有没有坐不住这种情况？</u>

06 患：坐不住倒没有什么坐不住的感觉。反正就是有时候一睡不好觉，心脏就不舒服。

07 医：<u>有没有老觉得难过得很，心情不好，不想跟人说话？</u>

08 患：倒没有那些症状。

例 5-9

01 医：药量加了，只有坏处，没有好处。

02 患：哦，哦。

03 医：<u>好不好？</u>

04 患：行，行，行。

05 医：两周以后你过来复诊一次，哦。

06 患：好，好，好，谢谢你。

07 医：<u>再根据情况看需要怎么办，好不好？</u>

08 患：好，好，好。

09 医：药还没给完你，这个是你自己留的，哦。

10 患：哦，哦，哦。

11 医：要你自己服药方便一点。

12 患：好，好，谢谢，哦。

　　选择提问一般不会用于对患者社会情况提问，即它不会出现在医患会话的开始部分，它主要用于诊断治疗阶段——询问病史、病症阶段和确定治疗方案阶段。例 5-8 中医生使用了 3 个选择问句（例 5-8-03、例 5-8-05、例 5-8-07），这 3 个选择问句都是以"有没有"为标记的正反选择。医生通过正反选择提出病症，如"心烦""心急""坐不住"等来帮助患者回答，从而更快地获得信息并了解病症。虽然选择问句也是一种闭合式的问句形式，但它增加了选择项，给患者提供了更多的选择空间，它比直接询问"是"与"否"的是非问句的语气要委婉，有询问和邀约的口吻。即使如此，医生在会话中还是控制了话题的选择和会话的序列推进，医生仍然是会话的主导者，仍然是拥有权势的会话参与者。例 5-9 中医生使用了 2 个选择问句（例 5-9-03、例 5-9-07），这 2 个选择问句属于正反选择问。医生只是简单地使用了 2 个"好不好"，其疑问度并不高，但增加了与患者询问、商榷的口吻，语气更显委婉，也明显使得医生和患者间的会话融洽了许多，但这样亲近的会话交流在医患会话中并不多见。

六、小　　结

　　语气是人际功能的语义系统之一，是实现人际意义的主要语法范畴。本章的重点就是讨论在医患会话中的疑问语气如何实现人际意义。本章首先对英汉疑问语气的差异和相同之处分别进行了阐述和对比分析。英语疑问句基本结构是 "定式操作语" ＋ "主语"，而汉语没有 "定式操作语"，其疑问成分保留在原有的位置。接着，本章对国外医患会话中问句类型进行了归纳，总结了从四个不同视角研究的医患会话中提问的类别：①医患会话的流程；②提问的方式；③语言结构；④提问功能。结合汉语医患会话的特点，本章提出汉语医患会话中的问句类型：①基于语言结构分类的特指问句、是非问句（"吗"问句、"非吗"问句、附加疑问句）和选择问句（列项选择问句、正反/反复问句）；②基于会话流程的社会-病史问句、心理/诊断问句和治疗问句。

然后，本章对收集的 120 个语料，按照 Have 的会话分析模式，以 Halliday 的人际功能理论为基础，对数据进行处理和分析，总结汉语医患会话中疑问语气的选择特征及其人际意义的表达，这是本章的重点。结合基于句法结构的问句分类和基于会话流程的问句分类方式，把医患会话划分为 3 个语步：语步 1（M1），医生询问社会问题和病史阶段；语步 2（M2），医生诊断阶段；语步 3（M3），医生治疗阶段。同时，把医患会话按照内科、外科、中医科和专科进行分类，对医生和患者的问句选择频数和动态分布特征进行了分析，得到以下结论。

（1）就特指问句、是非问句和选择问句三类问句类型来看，医生选择是非问句的频数最多。科室的差异没有对问句的选择产生影响，是非问句是各科室最主要的问句选择类型。对比各科室情况发现，中医科在是非问句选择上呈现了明显高频数（比率达到了 70.8%），特征非常突出，这与中医科的学科特征紧密相关。中医科的医患会话值得展开进一步的深入研究。

（2）是非问句是闭合式提问方式，问句简单、直接，所求的信息也简短，限制性大。比较三种主要的是非问句形式，"吗"字问句的使用频数要明显高于非"吗"问句和能使语气委婉的附加是非问句。无论在哪个语步，选择问句的使用频数都很低，尤其是列项选择问句。

（3）各个语步均担负不同的功能和交际任务，语步的变化履行了不同的语义推进功能。是非问句在各语步都是使用频数最高的问句形式。语步 2 是医生提问的主要阶段，简短、直接的是非问句能帮助医生快速地获得信息，转移话题和推进会话的进程。语步 3 是医生提出诊疗方案的阶段，虽然问句的整体使用频数并不高，但这一阶段是医生专业知识得到最充分体现的阶段。在这一阶段，医生以闭合式提问——是非问和选择问，作为主要的提问方式，而开放式提问的特指问选择频数最低。在语步 3，医生对新信息的需求降低，但仍通过闭合式提问控制着话题的转移和推进，实质上，语步 3 是最能体现医生专业权威的阶段，医生在这一阶段是绝对的主导者。

（4）患者的问句使用频数远远少于医生，但其对各个问句类型选择的比例结构和医生相似。具体而言，患者的是非问句使用频数最高，其次是特指问和选择问。患者的问句集中在语步 3，即医生提出治疗方案的阶段。这一阶段，患者急切需要确认自己对治疗方案的了解，也迫切需要获取如何治疗的信息。

综上所述，在医患会话中医生因其专业知识的优势，在会话中始终处于较高地位，是新话题的提出者，是话题转换的推进者，也是信息获取的主导者。大量的是非问句是医生快速获得信息、转换话题的主要方式。无论在哪个语步，在哪个科室，医生都掌握了对会话的控制权，是拥有绝对权势的一方。从某种意义上看，这是机构性会话不可避免的一面。但是，过多地选择是非问句和太少地选择选择问句，使得医患会话生硬而缺乏人情味，医生和患者的距离被拉大，这对建立良好的医患沟通和和谐的医患关系产生了非常大的负面影响，同时也不利于医生对患者的有效诊疗。因此，医患间会话的语言使用必须要进行改善和提高。

第六章

汉语医患会话中疑问句句末语气词特征

第一节 汉语语气词概况

在使用语言与他人进行交往中，语言能建立和保持人际关系。在语言交际中，说话者不仅可以表达自己的观点和情感，也可以影响听话者的态度或行为。"语气对实现人际功能有着至关重要的作用。"（Thompson，2000）语气是基于词汇句法等多种手段的句法概念，它产生于言语互动交际中，是人际意义的一个重要资源。语气表达的不仅指直陈、祈使、疑问等语气，还包括"语式"。

不同的语言具有不同的语气表达形式。汉语"语气"多指句子的功能类别，即说话者表达话语的方式。汉语界对语气的定义不一，对语气的分类也各不相同，通常的分类是直陈、祈使和虚拟。语气的表达在汉语中可以通过多种途径实现，语调、语气词、语气副词和叹词等都是表达语气的重要途径，其中尤以语气词最为重要，因为它在表达语气的丰富性和多样性上是汉语其他语气手段不可比拟的——"从所表功用的专用性和所表语气的多样性这一角度来看，使用语气词无疑是其中最为重要的手段了"（张谊生，2000）。但语气词在表达语气时并不是必需的，它是一个可选择范畴。当它们出现时，每一个范畴都有一个典型语气词，其他的不是标志这个类别的语气词，而是表达附加的人际意义（张德禄，2009）。

一、汉语语气词的定义

"人说话总带有某种情绪，而汉语中语气词的主要作用就是表达一定的情绪，所以，从理论上说应该是从有汉语开始就应该有语气词。"（孙锡信，1995）用语气词表达语气也是汉语的一大特点。语气词是汉语语气范畴中作用于句子层面，不充当任何语法成分，专门用来表示多种语气意义、语用意义的语法形式，它是语法系统中的重要词类。英语的语气表达，主要通过主语与定式操作语的语序来实现，如实现陈述语气是主语 + 限定词，实现疑问语气是限定词 + 主语，实现命令的祈使语气常常是（主语省略）+ 动词原形。"汉语由于没有英语动词的限定成分，因而不存在通过主语与限定成分的省略或配列来表达语气的情况。为表达各种语气，汉语主要采用语气词。"（胡壮麟等，1989）

王力（1955）认为，语言对各种情绪的表示方式，叫作语气；语气词是表达语气的一种语法形式（虚词），语气词的位置在一句之末，简单地说就是表示语气的虚词叫作语气词。王力把语气分为 12 类：决定、表明、夸张、疑问、反诘、假设、揣测、祈使、催促、忍受、不平和论理。在每一种语气下，他都列举了表示该语气的具体语气词。吕叔湘（1982）

也承认语气词是表达语气的一种语法形式，但他认为语气词不仅用在句末，而且还有部分用于句首或句中。贺阳（1992）和齐沪扬（2002b）的观点基本与王力和吕叔湘的观点一致，认为语气词是表达语气这一范畴的形式标记之一。对于语气词是在句首、句中还是句末，孙锡信（1999）在《近代汉语语气词》中采用了王力先生对语气词的界定方法，认为语气词的位置仅限于句末，是句末语气词，但他所认为的"句末"既可以是全句末，也可以是分句末。齐沪扬（2002b）基本赞同语气词在句末的观点，他认为句末位置和句中位置是对立的，但句末语气词和句中语气词不是对立的概念，两者之间是一种包容关系：句末语气词是大概念，包括所有的句中语气词；句中语气词是小概念，它只是句末语气词的一部分。

二、汉语语气词的功能

汉语语气词的基本话语功能是信息凸显功能和话语结构标记功能。表现语气的手段有多种，如语调、情态动词、语气副词、词序、语气助词等，汉语语气词是其中非常重要的实现语气的手段之一，尽管它不是必需的。汉语语气偏重在句末，因此句末语气助词成为语气表达的核心。一般来说，陈述语气是"无标记"语气，所以无须添加语气词，但有时也可用添加语气词表达一定的语用功能或情绪，如以语气词"了""吧""啊""嘛""呢"等结尾。疑问语气可以通过声调表达疑问，但多数情况是需要在句末添加"吗""呢""啊"等语气词表示疑问语气，也可以通过同时说出谓语或助动词的肯定形式与否定形式如"是不是""会不会""好不好"，供听话者选择其一进行回答。Halliday（2004）认为，汉语语气词的主要功能并不是区分语气类型，更大程度上是其评估功能，即说话者通过语气词对小句的命题或建议表明态度和揭示说话者的介入程度，因此汉语语气词具有表达人际意义的功能。

无论语气词的位置在哪，它都是说话者想要凸显而且最能引起听话者注意的信息，而且它不仅凸显信息，还具有凸显情感的功能，总之语气词在言语交际中具有"添显"的功能。此外，语气词是长期语法化的结果，是词法层面上的标志。汉语句末语气词是最为重要的句子标记之一，它有结束句子的功能，即指明一个句子的结束，以此与其他句子划开界限，同时它也可以帮助许多语言结构成立。

前面我们已经提到，现代汉语中的语气概念比较混乱，各个学者的表述不一。汉语界学者如张斌和胡裕树，认为汉语的语气和英语的语气类似，主要有陈述语气、疑问语气、祈使语气和感叹语气。他们在语气的层级之下，划分出种种口气（tone），口气是句中表达情感的方法，如强调或委婉、勉强或夸张、揣测或提醒、迟疑或不满，种种口气都是一种感情的流露（齐沪扬，2002b）。孙汝建（2005）根据这样的区分认为，句末语气词并不表达语气，只表达口气。句末语气词在表达口气时，具有增添口气、消减口气、指明疑问点、暗示预设等四种语用功能。学者对口气、语气的概念界定比较含糊，赵春利和石定栩（2011）就指出："目前的汉语语法概念体系中，语气的内涵和外延都很模糊，既与传统的'口气/口吻'扯不清关系，又与助词功能、句子功能和情态掺在一起。"但无论怎样，语气词做为专表语气的一种特殊虚词，它同情感因素紧密关联，也肯定是语气表达的重要手段。它在会话中起到了特定的语法功能和人际功能，尤其实现了委婉、惊讶、反驳、强调、寻求信息、增加疑问度、缓和语气等人际功能。

三、汉语疑问语气词

疑问语气表达"提问"的言语功能，即说话人把自己无法确定的信息内容，以"提问"的方式希望或者要求听话人确定或证实。按照获取信息的内容不同，说话人可以选择不同的提问方式和疑问的不同实现手段。这些不同的手段就构成了汉语的疑问语气系统。在汉语疑问语气系统中，疑问语气词是实现疑问语气的重要手段之一。从系统功能语言学的角度来看，汉语疑问语气词具有说话人对一个特殊信息提问，或者期待听话人对一个陈述加以证实的概念功能；能够表达同一语气的语气词之间又有着细微的差别，说话者可以借助它们准确地表达出它针对句子命题、事件乃至听话人的不同态度的人际功能；它也具有说话人提示听话人将要提出问题，或者提示听话人他前面的陈述就是提问的语篇功能。

汉语疑问语气词的界定，在汉语学界并不统一。朱德熙认为汉语疑问语气词有三个，即"吗""吧""呢"；陆剑明指出疑问语气词有两个半，"吗""呢"和半个"吧"。黄伯荣和廖序东认为，汉语的疑问语气词有四个，"吧""吗""呢""啊"，同时他们认为疑问语气词"呀""啦""哪"是"啊"受其前面字的影响而产生的音变。当然在日常会话中，还出现了其他句末语气词，负载了疑问功能或话题推进功能，如"撒""嘛""噢""哈""哟"等，但这些语气词主要受方言的影响或者受前字读音的影响，不是典型的疑问语气词。因此本书以四个最基本的疑问语气词"吗""吧""呢""啊"为研究对象来探讨医患会话中疑问语气词如何表达人际意义。一般来说，"吗""吧"用在是非问句中；"呢"用在特指问句和选择问句中；"啊"既可以用在是非问中，也可以用在选择问句中。不同的疑问语气词和不同的疑问结构、语调组合构成特定的疑问语气。同时，疑问语气词不仅可以强化疑问特征，而且还能表达不同的态度或情绪，如"不满""怀疑""赞许"等，从而实现人际功能，表达人际意义。

（一）疑问语气词"吗"

"吗"是毫无争议的疑问语气词，表示疑问语气，能够单独负载疑问信息。陆剑明（1984）认定了两个半语气词，其中一个就是"吗"，另一个是"呢"，他认为"吧"只是半个语气词。李宇明（1997）把"吗"称为"疑问标记"。杨永龙（2003）认为，"吗"由正反问的"无"发展而来，其疑问语气功能包括：①一般询问句。问话人事先没有确定的答案，因此是对所不了解的事实的提问，想从对方得到答案。这组句子的是非疑问都是一种中性问，谈不上倾向性的怀疑。②用于表示对一个命题的诧异、怀疑或完全不信的语气。"吗"的功能在于索取正反信息中的一极——"是"或"否"，它可以实现信息的索取功能和人际的交流角色。黄国营（1986）在对"吗"的真值划分时，把它划分为五个等级，即0（假值）、1/4（真的概率为1/4）、1/2（真的概率为1/2）、3/4（真的概率为3/4）、1（真的概率为1）。孙汝建（2005）从语用功能的角度认为语气词"吗"可以指明疑问点，有一定的组合层次，组合层次不同，所指明的疑问点就不同。而陈俊芳和郭雁文（2005）提出，"吗"是最弱化命题态度的语气词，表示询问，比较客观，对所问之事不知，不具有倾向性。

（二）疑问语气词"吧"

语气词"吧"是一个表示"疑"与"信"之间的语气词（陆俭明，1984；1993），即"吧"可以表示推测、判断的揣测义。它可以用在包括陈述句、疑问句、祈使句和感叹句等的各类句型句末，具有各种不同的语气意义。吕叔湘（1999）认为，"吧"在祈使句句尾时可以表示建议、请求、催促、商量的语气。齐沪扬（2002）从传信和传疑的角度，认为"吧"是具有"低度确信"功能的语气词。孙汝建（2005）认为，"吧"用于疑问句句末，能消减疑问口气。卢英顺（2007）认为，"吧"的基本语义表达"消弱"或者"降低"的语气，功能上具有要求说话人和听话人互动的作用。由此可以看出，学者的共同观点是，"吧"有舒缓语气、减少语气强度的功能，其"疑"的程度并不高。

当"吧"出现在是非疑问句句末时，它能削弱原有小句的语气强度，降低是非疑问句的疑度。从说话者角度看，说话人在使用句末语气词"吧"时，说话者对信息的不确定性和与听话者的商讨性削弱了整个小句的语气强度。尤其是"吧"在是非疑问句句末使用时，具有推断、商讨的意味，减少了是非问句的语气强度，在会话中起到了缓和语气的作用。用"吧"的疑问句包括问话人根据一定的情境、对某情况有所揣测，但仍有疑问，希望获得证实；说话人对答案已有明显的倾向性，因此听话者最有价值的回答是按照说话人的意愿给予确定性的回答，可以是否定，也可以是肯定。有些情景甚至是说话者的明知故问，而并非真的有疑问，目的只是推进会话继续。"吧"具有能"消弱"或"降低"语气强调的功能，使会话双方在会话过程中，以商量、建议的口吻推动话语行进，能为对方提供选择的空间，也给自己留有余地，从而使双方更有效地进行会话交际（刘林，2012）。总而言之，"吧"不但具有表达说话者态度、地位、推测的人际功能，也体现了话语的礼貌原则和协商策略，还推进了话语的展开。

（三）疑问语气词"呢"

对语气词"呢"的研究，在汉语界众说不一。吕叔湘（1980）在《现代汉语八百词》中表述为，"呢"表示疑问，用于是非问句以外的问句。这一观点得到陆俭明（1984）的认同，他认为"呢"只能用于非是非问句，包括特指问和选择问。但邵敬敏（1989）认为，"呢"可以用于是非问句，它只是是非问句的一种形式标志，并不把它视为疑问语气词，他认为"呢"在句末的有无并不影响疑问句的性质。张伯江（1997）也认为"呢"不是疑问语气词。他指出句末语气词都是附着在一个命题上的，如果"呢"是疑问语气词，那么它所在句子的疑问域就应该是整个命题，但是含"呢"的疑问句的疑问域要么是一个点（特指问句的时候），要么是一个局部（选择问句的时候），所以张伯江认为"呢"不是疑问语气词。陆俭明（1984）只把"呢"当半个疑问语气词。但更多的学者还是视"呢"为疑问语气词。康亮芳（1998）从语用的角度研究，用比较的方法分析，认为"呢"是疑问语气词，可以传达其他语用信息。熊仲儒（1999）的观点是，疑问句中的"呢"表示"确信"的含义。具体地说，当疑问句中有疑问形式时，它派生出"深究"义；当疑问句中无疑问形式时，它是"语篇话题转移的标志"。邵敬敏（1989）提出，"呢"在是非疑问句中，信=1/2，疑=1/2；"呢"在特指问句中，信=0，疑=1。吕叔湘（1999）认为，非是非疑问句中的"呢"似乎与是非疑问句中的"吗"构成一对互补的疑问语气。杨才英（2009）认为，疑问句中的"呢"没有区别信息索取的言语功能，更多的是说话人的自我揣度，具有低值主观情态意义。综上所述，"呢"可以用于所有问句类型，特指疑问句、是非疑问句和选择疑问句，体现了说话者个人的犹疑、迷惑和不解，但含有一定的"确定"口气；同时也为了提醒听话者注意，有时它是提醒对方特别注意自己说话中的某一点（胡明扬，1981）；在某些语境下，它还能表达强烈的情绪。

（四）疑问语气词"啊"

语气词"啊"是否是疑问语气词，一直以来存在较大争议。陆俭明只承认两个半疑问语气词，即"吗"、"呢"和半个"吧"，他把语气词"啊"排除在疑问语气词之外，这应该源于"啊"在感叹句中的高频使用，如胡明扬就认为"啊"是表情语气助词，表示说话人的感情。但后来的学者经过现代语音实验的结果，又把"啊"纳入疑问语气词的范畴，只是界定它非疑问句专有语气词，它可以用于各种类型的句末，如朱德熙（1982）和陆俭明（1984）在《现代汉语词典》中指出，"啊"是疑问语气词，它在疑问句中起的是舒缓语气的作用，也具有提醒的功能。"啊"和其他语气词不在一个层次上，它的核心语气意义在于表达强烈的感情色彩，是情绪的张扬，具有突出和强调功能，但它在问句中也具有"提醒"的功能。"啊"可以放在是非疑问和特指疑问句末。它在是非疑问句末，体现带有惊讶的疑问语气，是为了验证对方的意图或已经说过的话；它放在特指疑问句末，是对疑问点的强化和凸显，但语气比较随便。"啊"在会话中受前一音节韵母的影响，常常会发生音变，如"同化""增音"等。如在疑问句末，当"啊"前一个音节末尾因素是 a、o（不包括 ao、iao）e、ê、i、ü 时，它读作 ya，"呀"。

第二节　汉语医患会话中句末疑问语气词的人际意义

"疑"和"信"是一种心理态度，是对语气词语气意义最为本质、最为抽象的概括。在讨论语气词的语气意义时，不少学者都从"疑"和"信"这两个语义范畴来讨论，如马建忠、吕叔湘、杨才英等。杨才英（2009）把"信""疑"进行了两级排列，他认为：①"吗"是完全疑，信值为–1，它是是非疑问的标志手段之一；②"啊""吧"是半信半疑，是中值情态。"啊"倾向于信，信值是 1/2。"吧"倾向于疑，因而信值是–1/2，其所表现的商量口吻为听话者提供更大的对话空间；③"呢"信值为–3/4，其低值主观情态意义使其功能化为非是非疑问的标志之一（表 6-1）。由此我们可以说，语气词实质上是说话者对相关事实、行为的疑信态度的语言表达形式。

表 6-1　汉语疑问句句末语气词的人际意义

人际意义	语气词			
	啊	吧	呢	吗
信值	1/2	–1/2	–3/4	–1
情态意义	—	中值情态	低值主观可能	—
评价意义	强调疑问信息，情感突出	削弱语气强度/表示商榷	疑惑、猜想、焦虑	表示询问

一、句末疑问语气词分布特征

本次收集的语料中有医生问句 1042 个，其中以"啊""吧""呢""吗"疑问语气词结尾的问句有 427 个（表 6-2），受方言和前词变音影响非典型疑问语气词结尾的"哈""噢""嚏""哟""嘛"问句 47 个。医生使用句末带有疑问语气词的问句比率占到 45.49%。由此可见，在汉语医患会话中，疑问语气词虽然不是表达疑问语气必须有的，却也占有相当重要的地位。

表 6-2　句末疑问语气词频数分布

类型	内科			外科			中医			专科			合计
	M1	M2	M3	M1	M2	M3	M1	M2	M3	M1	M2	M3	
吗	17	19	1	3	8	3	10	48	8	19	29	18	183
吧	14	13	2	4	10	23	5	19	13	5	11	6	125
呢	6	15	1	3	7	0	4	3	2	3	7	4	55
啊	3	6	2	1	3	0	0	2	0	18	25	4	64
合计	40	53	6	11	28	26	19	72	23	45	72	32	427

注：M1=语步 1，M2= 语步 2，M3=语步 3

　　根据对本次语料的统计分析，综合表 6-3～表 6-5 的数据，在汉语医患会话中，医生的问句句末疑问语气词"吗""吧""呢""啊"，在不同的科室，不同的语步阶段和不同问句类型中呈现了以下特征。

　　（1）"吗"句末疑问语气词的使用频率最高。"吗"疑问语气词在内科使用百分比是 37.76%，中医科是 57.89%，专科是 44.30%，仅外科偏低，但较之其他三个疑问语气词，"吗"的使用频数是最高的，这和各科室是非问句的高使用频数是一致的。"吗"疑问语气词通常在会话中不带有任何倾向性和感情色彩，仅就需要的信息而问。当它被使用在医患会话中时，它虽然能实现提供信息的功能，但因其中立的感情色彩也会使会话过于客观、正式，这无疑会拉大医患之间的距离，使医患关系备显冷漠。"啊"疑问语气词，在内科、外科和中医科均出现了最低的使用频数，但在专科却仅次于"吗"疑问语气词，居第二位。个别科室的频数突高，并不意味着这个疑问语气词在医患会话中整体使用频率高，因为疑问语气词的使用会受说话者的会话风格和会话习惯的影响。

　　（2）从语步的角度看，在语步 1（M1），各疑问语气词的使用比较均衡，差异不明显；在语步 2（M2），"吗"疑问语气词的使用明显最高。语步 2 是医生对病症提问，做出诊断的阶段。为了快速获得信息，推进话题转换，医生在这一阶段的是非疑问句使用频数最高，因此出现了"吗"疑问语气词的高频使用。在语步 3（M3），各疑问语气词的使用出现了差异，"吗"和"吧"的使用频数大致相当，而体现个人犹豫和不确定的"呢"和表达情感、突出夸张的"啊"使用频数很低。经过第四章和第五章的分析，我们发现语步 3——医生给予治疗方案的阶段，是医生专业权威和权势体现最充分的阶段。医生需要提高自己言语的专业性和肯定性，以增加患者对他的信任，从而更好地实施他的治疗方案。因此，在这一阶段，医生不需要用体现个人犹豫和不确定的疑问语气词"呢"，也不需要表达强烈的个人情感和张扬情绪的"啊"，自然"呢"和"啊"在语步 3 就很少使用。

　　（3）句末疑问语气词"吗""吧""呢""啊"，在医患会话中不同类型问句中的分布具有差异。"吗"是中立的询问，在医患会话中的使用频数最高。它主要出现在是非问句句末，在特指问句和选择问句也有出现，但频数很低。作为消减语气强度、具有商榷意味的"吧"，在医患会话问句中使用频数较高，但它只出现在了是非问句中，特指问句和选择问句中均未出现。"呢"出现的频数最低，在三种问句类型中均有出现，但是非问句和特指问句偏多。具有强烈感情色彩的"啊"在三种问句类型中出现的概率差异不大，在整个医患会话中，它的使用频率也很低。由此可见，医生在问诊和治疗过程中，并没有通过句末语气词表达更多的倾向性，也没有表露更多的感情色彩和情绪。医生通常使自己处于中立的位置，表达了自己在会话中的客观态度，力求以正式和科学的语言与患者进行交流，这虽然是机构性会话所需要的，但却因此破坏了医患交流的和谐，使会话机械、冷漠。

表6-3 疑问语气词科室分布

类型		内科	外科	中医科	专科	χ^2	P
吗	数量/例	37	14	66	66		
	比率/%	37.76	21.54	57.89	44.30		
吧	数量/例	29	37	37	22		
	比率/%	29.59	56.92	32.46	14.77		
呢	数量/例	22	10	9	14	98.474	3.2015×10^{-17}
	比率/%	22.45	15.38	7.90	9.40		
啊	数量/例	10	4	2	47		
	比率/%	10.20	6.15	1.75	31.54		
合计		98 100%	65 100%	114 100%	149 100%		

注：检验结果 $\chi^2 = 98.474$，$P = 3.2015 \times 10^{-17} < 0.01$，差异非常显著，具有统计学意义

表6-4 疑问语气词语步分布

类型		M1	M2	M3	χ^2	P
吗	数量/例	49	104	30		
	比率/%	42.61	46.22	34.48		
吧	数量/例	28	53	44		
	比率/%	24.35	23.56	50.57		
呢	数量/例	16	32	7	26.230	0.0002
	比率/%	13.91	14.22	8.05		
啊	数量/例	22	36	6		
	比率/%	19.13	16.00	6.90		
合计		115 100%	225 100%	87 100%		

注：检验结果 $\chi^2 = 26.230$，$P = 0.0002 < 0.01$，差异非常显著，具有统计学意义。M1=语步1，M2=语步2，M3=语步3

表6-5 疑问语气词在各问句中的分布

问句类型	语气词			
	吗	吧	呢	啊
是非问句	160	125	29	23
特指问句	10	0	20	26
选择问句	13	0	6	15
合计	183	125	55	64

二、疑问语气词"吗"

疑问语气词"吗"是最重要的疑问语气词之一，通常用于是非问句句末，负载疑问信

息。"吗"是不带任何个人判断倾向和感情色彩的疑问语气词，它就说话者想要证实的内容提出询问，回答可以是肯定，也可以是否定。"吗"的中立性，也使得在会话中的参与双方始终保持一定距离，问与答之间不带有任何的感情色彩。在本次收集的医患会话语料中发现，除了通常定义的"吗"用于是非问句末，它也可以被用于特指问句和选择问句（表6-6），只是出现频率很低，而且其语气强度比是非问句后的"吗"更弱。

表6-6 医患会话中疑问语气词"吗"结尾的问句

问句类型	例句
是非问句	痒得很厉害吗？
	你现在好多了吗？
	上次没有给你局部做化验吗？
	最终这个病是慢慢会好，明白这意思吗？
选择问句	有时候喝酒后呼吸出现这情况，是不是这个意思吗？
	肺上有没有问题吗？
	有没有做过头部 CT 吗？
	指甲改善没有吗？
	压起痛，不压它不痛吗？
	最近一个星期有没有到外面去过吗？
特指问句	这会有什么吗？
	痛了好久了吗？
	哪里不舒服吗？
	结果是什么吗？

"吗"无论在是非问句、特指问句还是选择问句句末，虽语气强度有差异，但其语气功能都没有改变，均表达了说话者的询问和对新信息的需求。"吗"在语气上不带有个人感情色彩和情绪，显得中立、客观，在人际意义上表现为冷漠，疏远了会话双方的关系。

例6-1

01 医：指甲改善没有吗？

02 患：也没有什么好转。

03 医：反正吃的药还要开嘛，上次不是开的那个吃的药吗？

04 患：这个不用擦吗？

05 医：你上次不是擦了吗？

06 患：这个指甲增厚了。

07 医：有吗？我看看。你暂时把药停一段时间。今天我就不给你开吃的药了。

08 患：下个月还来不来呢？

09 医：下个月，要是药还没有用完，就不来。

例6-1中，医生使用了四个句末带有"吗"语气词的是非问句（例6-1-01、例6-1-03、例6-1-05、例6-1-07），就患者"指甲"情况和"药"的使用情况进行了询问。在询问的过程中，医生只对需要确认的信息进行提问，没有表露任何的感情色彩和个人情绪。虽然会话过程客观、中立，但医患间的关系也较疏远，缺乏人情味。

三、疑问语气词 "吧"

语气词 "吧" 在会话中有较高的使用频率且用法丰富。"吧" 是一个表达 "疑信之间语气" 的语气词。当句子的语气 "信多于疑" 时，它就表达测度或祈使的语气；当句子的语气 "疑多于信" 时，它就起着负载疑问信息的作用，成为疑问语气词。在医患会话中，作为疑问语气词的 "吧" 只被用于是非问句，它在会话的过程中，消减了语气的强度，以商量建议的口吻推进会话的进程，给会话参与的另一方留有余地，起到了缓和语气的作用。本次语料中的 "吧" 的使用频数仅次于语气词 "吗"，有较高的使用频数，而且在各科室的使用频数也较均衡，没有出现较大的差异。

例 6-2

01 医：是呀，多喝水，多吃纤维量高的食物，这样防止便秘，好吧？

02 医：现在就做的只能说是缓解症状了。

03 医：每天晚上用热水坐浴，好吧？

04 医：给你开上一盒口服的药，能好得快一些。

05 患：嗯。这个外敷，就是用水浴，是吗？

06 医：坐浴完以后，我给你开了一盒药，每次往肛门里面放一枚，好吧？

07 患：嗯，好。

08 医：叫什么名字？

09 患：嗯，×××。

10 医：生活习惯不改变，这个病很难治好。

11 医：一个是吃的，一个是肛门给药的，别搞混了噢。

12 患：嗯，一个就是用开水泡。

13 医：开水你能泡？热水？

14 患：嗯。

15 医：这个带上，挂号条你自己拿好噢。

16 患：就是每天吃药，然后用热水洗干净。

17 医：嘴里吃，肛门里放，每天晚上用热水坐浴。

18 患：敷一敷。

19 医：一盆热水人坐进去，好不好？

20 患：好。

21 医：如果实在好不了，还得考虑手术呢，好吧？

22 患：谢谢、谢谢。

例 6-2 中，医生使用 "吧" 作为句末疑问语气词的是非问句共 4 个（例 6-2-01、例 6-2-03、例 6-2-06、例 6-2-21），句末的语气词 "吧"，严格的意义上说是语气词组 "好吧"。在该医患会话片段中，医生提出了自己的治疗方案——"多喝水，多吃纤维量高的食物"（例 6-2-01）、"热水坐浴"（例 6-2-03）、"每次往肛门里面放一枚"（例 6-2-06）、"还得考虑手术"（例 6-2-21），在提出治疗方案之后，医生都用语气词组 "好吧"，似乎是在征求患者的意见，给患者提出建议，并带有商量的口吻，但实际上在医患会话中作为权势方，医生提出的建议的商量度并不高。这也是由医患会话中医生拥有绝对的学术权威所决定的，是医患会话的鲜明特征之一。这从患者回答的角度也可见一斑，患者只是非常简单地回答了——"嗯"（例 6-2-05、例 6-2-07）、"谢谢"（例 6-2-22），实际上他完全遵从医生的治疗方案，没有提出任何的异议。这从一方面反映了"吧"所在的是非问句限制了患者的回答，医生的权势和主导地位没有改变；但另一方面，我们也可以体会到，有时医生在会话中也希望减弱自己的强势地位，选择使用"好吧"使语气委婉，来缓和气氛，拉近和患者的距离。

四、疑问语气词"呢"

虽然对语气词"呢"是否是疑问语气词，"呢"是否可以使用在是非问句中，在汉语界都存在争议，但是在实际会话中我们发现"呢"有表达疑问语气的作用，它能负载部分的疑问语气信息，因此它应该是疑问语气词。而且通过收集的语料发现在医患会话中，语气词"呢"不仅出现在是非问句中，它在特指问句和选择问句中也存在（表 6-7），它在是非问句中的频数（29）要高于特指问句（20）和选择问句（6）。

表 6-7　医患会话中疑问语气词"呢"结尾的问句

问句类型	例句
是非问句	吃的药呢？
	那个指甲呢？
	吃饭好着呢？
	那边肿过呢？
特指问句	你每次要坐多久才能缓解呢？
	你具体是哪一类呢？
	为什么要来医院呢？
	哪里不舒服呢？
	住在哪儿呢？
选择问句	晚上喘气需不需要坐起来就会舒服点呢？
	有没有浓痰呢？
	那这一次还有没有其他的症状呢？
	鼻子以前有没有被东西砸过呢？

例 6-3

01 医：我问你是不是一生病就要吐？

02 患：嗯，是的。

03 医：那这一次还有没有其他的症状呢？比如咳嗽、拉肚子？

04 患：咳嗽有一点点，鼻子还出血。但是不拉肚子。从小到大吐成习惯性了。

05 医：哦，习惯性了啊！那鼻子出血量多不？

06 患：不多，但是它老是出血。有时候洗个澡都出血。

07 医：鼻子以前有没有被东西砸过呢？

08 患：有，去年打球的时候，一球正好打在鼻子上。从那以后鼻子就经常流血了。

09 医：小便呢？小便正常不？

10 患：小便不多，但是老要上厕所。

11 医：平时经常感冒不？

12 患：感冒很少，不太生病。

13 医：吃饭呢？还好撒？

14 患：还好啊，一喝牛奶就吐，喝过之后就吐得狠一些，其他的倒……

15 医：除了牛奶，吃其他的呢？

16 患：嗯，都还好。

17 医：那你去查个血。可能是受凉了。你的舌苔不太正常，但是也要排除一下感染，查个血看有没细菌感染？

18 患：嗯，好的，谢谢！

例 6-3 中，医生使用了 4 个以"呢"疑问语气词结尾的问句（例 6-3-07、例 6-3-09、例 6-3-13、例 6-3-15），其中 3 个是非问句（例 6-3-09、例 6-3-13、例 6-3-15），1 个选择问句（例 6-3-07）。3 个是非问句皆是医生对患者病症提问，选择问句是对患者病史提问。"呢"语气词在句末承载了疑问信息，体现了医生的迷惑和不解，同时也提醒患者特别注意自己说话中的某一点，如"砸过""小便""吃饭"等。同时，"呢"在会话中也能起到一定的舒缓语气的作用。

例 6-4

	A	B
1	鼻子以前有没有被东西砸过呢？	鼻子以前有没有被东西砸过？
2	小便呢？	小便？
3	吃饭呢？	吃饭？
4	除了牛奶，吃其他的呢？	除了牛奶，吃其他的？

不难发现，在例 6-4 中，A 组里的以疑问语气词"呢"结尾的问句，比 B 组不加任何语气词的问句语气要缓和、委婉。"呢"按"疑/信"值的划分是 3/4 的疑值，是一种低值主观可能，它在会话中表达了医生对需要确认信息的个人疑问和猜测。此外，不加语气词"呢"的问句仅是提问，而加了语气词"呢"的问句含有对比的含义，它与上面提到的旧信息形成对比。

五、疑问语气词"啊"

疑问语气词"啊"在医患会话中各句型（是非问句、特指问句、选择问句）出现的频数大致相当，差异不明显。"啊"作为语气词，主要在于传递说话者的一种情绪，这一情绪主要是惊讶或感叹。医患会话中语气词"啊"的使用频数很低，它主要出现在语步 2，即医生询问病症的阶段。但"啊"在问句中起到的作用不可小觑，在是非问句句末，它承担了部分疑问信息，突出强调了疑问信息；在特指问句和选择问句中，"啊"虽然没有增强疑问信息，但它带有了感情色彩，缓和了语气（表 6-8）。

表 6-8　医患会话中疑问语气词"啊"结尾的问句

问句类型	例句
是非问句	一天都吐三四次啊?
	胀就不吃了啊?
	提不上去啊?
	还掉头发啊?
特指问句	哪里不舒服啊?
	你这次发作有了多长时间啊?
	做什么工作啊?
	最近情况怎么样啊?
	头上哪些地方啊?
选择问句	先痛肩膀还是先头昏啊?
	是天天犯啊,还是有时候犯啊?
	到底有没有问题,好不好啊?
	你现在感觉好没好点啊?

例 6-5

01 医：×××（医生叫患者名字）。

02 患：我身上去年开始长疙瘩了。

03 医：哪个位置?

04 患：这些地方，这块，还有这块，还有上边。

05 医：这块也是吗?

06 患：这块是上个月挠的，这里也是。

07 医：还有哪里呢?

08 患：还有背上，它一会儿发一块，像这些都是……

09 医：这个姑娘，我问你这个位置长不长啊?

10 患：这个位置不长，就是这边最近好像也有了。还有头发，掉头发。

11 医：还掉头发啊?

12 患：头发已经挠烂了，头上我也有皮炎。

13 医：生孩子多久了?

14 患：娃儿 7 岁多了。

15 医：掉头发是最近的?

16 患：嗯，最近三个月，春节过后。

17 医：平常有没有经常没有力气啊?

18 医：人好像疲沓沓的啊?

19 医：吃饭没有胃口啊?

20 医：或者是容易出汗，心跳得很快啊?

21 医：老是肚子饿?

22 医：有这些情况没有啊?

23 患：这些都没有。

24 医：<u>做过什么化验没有啊？</u>

25 医：<u>查过甲状腺功能啊，这些情况查过没有啊？</u>

26 医：<u>那你今天早晨吃饭没有啊？</u>

27 患：吃了，吃了点。

28 医：吃了哈，你愿意做个化验吗？

　　　我们还是建议把甲状腺功能查一下，那个不受吃饭的影响。

29 医：嗯，我们查个血常规，查个尿常规，查个甲功六项啊。

30 医：月经情况都好吗？

31 患：月经都正常的，只是量有点少。

在例 6-5 中，医生以提问作为信息获取和话题推进的主要手段。他通过 18 个提问，对患者的病史、病症进行仔细了解，并基于病症做出了进一步检查的建议。其中以疑问语气词"啊"结尾的问句有 10 个（例 6-5-09、例 6-5-11、例 6-5-17、例 6-5-18、例 6-5-19、例 6-5-20、例 6-5-22、例 6-5-24、例 6-5-25、例 6-5-26），包括 4 个是非问句（例 6-5-11、例 6-5-18、例 6-5-19、例 6-5-20），1 个特指问句（例 6-5-24），和 5 个选择问句（例 6-5-09、例 6-5-17、例 6-5-22、例 6-5-25、例 6-5-26）。我们把例 6-5 中的以"啊"疑问语气结尾的问句进行改写，去掉句末疑问语气词"啊"（例 6-6），比较 A、B 两组问句后发现，以"啊"语气词结尾的问句，在是非问句中，句末语调上升并不明显，反而语调有所下降，而且疑问信息被强调。在特指和选择问句中，句末的语调被明显拉长，医生表达了一定的个人感情。无论在何种问句中，以语气词"啊"结尾的句子，皆冲淡了生硬的语气，让语气显得柔和。如果把语气词"啊"去掉，没有感叹的情绪，提问就显得很直接，会话就会显得生硬，公事公办，缺乏人情味。

例 6-6

A	B
1 这个姑娘，我问你这个位置长不长啊？	这个姑娘，我问你这个位置长不长？
2 还掉头发啊？	还掉头发？
3 平常有没有经常没有力气啊？	平常有没有经常没有力气？
4 人好像疲沓沓的啊？	人好像疲沓沓的？
5 吃饭没有胃口啊？	吃饭没有胃口？
6 或者是容易出汗，心跳得很快啊？	或者是容易出汗，心跳得很快？
7 有这些情况没有啊？	有这些情况没有？
8 做过什么化验没有啊？	做过什么化验没有？
9 查过甲状腺功能啊，这些情况查过没有啊？	查过甲状腺功能啊，这些情况查过没有？
10 那你今天早晨吃饭没有啊？	那你今天早晨吃饭没有？

六、小　结

语气词是用于表达语气的虚词，是汉语语法系统特殊而重要的词类，对它的研究一直以来都受到语言学家的重视。本章以疑问语气词"吗""吧""呢""啊"为研究对象，讨论它们在医患会话中如何负载疑问信息，如何表达个人情绪和人际意义。本章首先阐述

了疑问语气词 "吗""吧""呢""啊"的语法功能和人际功能，然后按照语步和科室的归类，对其频数呈现的动态特征进行了分析。

从语步的角度，了解患者病症的语步 2，是使用 "吗" 疑问语气词结尾问句的高频段。医生治疗阶段的语步 3，表达个人犹豫的疑问语气词 "呢"和表达夸张、强调的疑问语气词"啊"，使用频数最低。"吗""吧""呢""啊"在医患会话的不同类型问句中的分布有差异。"吗"主要使用于是非问句，特指问句和选择问句有较少的使用。"吧"在本次收集的语料中，只出现在了是非问句中。"呢"在三种主要的问句形式中都有出现，是非问句和特指问句略多。"啊"在三种问句类型中的分布均衡，差异不大。

疑问语气词"吗"表中性的询问，不带有任何倾向和感情色彩，它在各科室里都有最高的使用频数，这与"吗"是非问句的高频使用是一致的。"吗"是非问句是医生最常使用的获得信息和推进话题的手段。"吗"疑问语气词的高频使用，进一步验证在医患会话中，医生是会话的主导者和信息的主要索取者，他牢牢掌握了会话主题的控制权。在医患会话中，医生倾向于公事公办，尽量不带个人的感情色彩，如犹豫、夸张等，会话氛围比较生硬。

疑问语气词"吧""呢""啊"，都在不同程度上对会话语气有舒缓的作用，但各词之间有差别："吧"在削弱语气强度的同时，带有商榷的口吻，显示了对患者的尊重；"呢"表达提问者的个人猜想和焦虑；"啊"强调疑问信息，突出个人夸张的情感。受医生权势的影响，疑问语气词"呢"和"啊"出现的频数均不高，尤其是"呢"。医生在会话中，医生不愿意表露更多个人的情感，这拉大了与患者的距离，使会话生硬、冷漠。这样的会话，虽然可以帮助医生更快更有效地获得信息，做出诊断，但对建立良好的医患沟通，和谐医患关系无疑有负面的影响。

第七章

医患会话中的语气隐喻

"在修辞理论确认的'修辞格'中，不少相关辞格涉及多种言语性的转移现象。这一类辞格的总体名称就是隐喻。"（彭宣维，2010）Lakoff 和 Johnson（1980）认为，隐喻不仅仅是一种修辞方式，还是我们认知世界的一个基本原则，"隐喻不仅将概念和行为组织起来，而且还将语言组织起来"。因此，认知语言学认为隐喻是一种思维方式，来源于人类对世界的体验。Halliday 于 1985 年在其著作《功能语法导论》（*An Introducition to Funcitonal Grammar*）一书中提出"语法隐喻"的概念，并把其与 "一致式" 相对照。Halliday 认为，隐喻是"修辞转换"（rhetorical transference），是"意义表达的变体，词汇层和语法层都有隐喻"。Halliday 的隐喻概念是和"一致式"相对照提出的。"一致式"是任何给定的语义配置，总是在词汇语法层中存在相应的体现形式，而"隐喻式"是其他的体现形式，是被"转移"的，这是 Halliday 语法隐喻的概念。语法隐喻就是"意义表达的语法形式变体，尽管常常同时包含词汇变体"（Halliday，1994）。具体地说，Halliday（1994）对隐喻机制的解释是建立在功能语法框架下的词汇语法系统基础上的，他认为"一方面可以发现隐喻所包含的不同范畴间语义特征相连接的情况，即认知隐喻理论所说的不同认知域之间语义特征的融合，另一方面又可以将单个的隐喻现象与整个语言的意义潜势联系起来，剖析语言的词汇语法系统，解读人类经验和构建社会现实中某些抽象的理念或意识形态的机制"（严世清，2003）。语法隐喻是系统功能语言学的一个重要组成部分。简单地说，语法隐喻是用某一语法类别或语法结构去代替另一语法类别或语法结构。

前面我们已经提到，语法隐喻分为概念隐喻和人际隐喻，后者又包括情态隐喻和语气隐喻。本章将讨论医患会话中语气隐喻的人际意义表达。Thompson（2004）认为，语气隐喻是用一种语言形式去表达一种并不是最"合乎自然"的言语功能。Halliday（1999）将之定义为"被选用的语气不是表达它通常表达的意义，而是表达另一种意义"。这里的"合乎自然"和"通常表达"就是 Halliday 所指的"一致式"。发生在同级之间的类别转换称为类转移（class shift）。而取向的语义特征之间的转换则往往涉及级阶之间的转移，称为级转移（rank shift），语气隐喻的级转移主要是指使隐性的言语功能主观地或客观地显性化的过程。隐喻选择增加了语义特征，隐喻是语义特征的复合体（图7-1），在语气隐喻中，语气隐喻体现为言语功能的复合体。

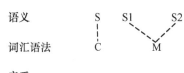

图 7-1　隐喻式语义特征的复合体

S-语义选择，C-致形式，M-隐喻形式

资料来源：范文芳，2000

第一节　语气隐喻的体现策略

一、语气类型转移

言语角色或交流物品之间的语义特征转换促使实现言语功能的语气类型之间发生转移。范文芳对语气类型转移实现的语气隐喻进行了讨论（表7-1）。

表 7-1　言语功能和语气类型的典型式和隐喻式

	陈述	提问	命令
陈述语气	1a）You have not done anything about it.	2a）I wonder if it is necessary.	3a）You should tell me something about him
疑问语气	1b）Have you ever done anything about it?	2b）Is it necessary?	3b）Can you tell me something about him?
祈使语气	1c）Admit that you have not done anything about it.	2c）Tell me if its is necessary!	3c）Tell me something about him!

资料来源：Fan，2001

表 7-1 中，1a、2b、3c 为一致式语气体现，其他的是隐喻式语气体现。从言语功能语义特征的转移来看，表 7-1 中的隐喻式体现的意义转移如图 7-2 所示。

疑问语气　→　陈述：求取信息转移为给予信息
祈使语气　→　陈述：给予物品和服务转移为给予信息
陈述语气　→　提问：给予信息转移为求取信息
祈使语气　→　提问：求取信息和服务转移为求取信息
陈述语气　→　命令：给予信息转移为求取物品和服务
疑问语气　→　命令：求取信息转移为求取物品和服务

图 7-2　隐喻式体现的意义转移

二、人　际　投　射

投射是一种语言现象，是对经验的二次表征（Halliday & Matthiessen，2004）。Halliday（1994）将投射定义为小句间一种逻辑语义关系，认为投射存在于小句复合体和嵌入式机构中，其功能是用于表达说话者间接的主客观经验。投射是表达意义的资源潜势，它可以是概念的，也可以是人际的。概念投射是一种识解经验，体现为感觉的或者言语的图形；人际投射实施的是社交互动，体现为"对话中的语步"（Halliday & Matthiessen，1999）。

人际投射小句是作为依附句附加在被投射小句表达的命题上的一种表现（Thompson，2002）。投射句为被投射的命题提供了人际空间，其特征表现为对交换信息的评估或者是修正说话人和听话人的关系（辛志英和黄国文，2010），言语功能一般是通过隐性形式来表达的，从隐性到显性的转移就是通过人际投射来完成的。人际投射是借助指称说话者的"I"和受话者的"you"作为投射者（projector），或者以虚指的 they（people）、it 等把人际评价（interpersonal assessment）从词组升级（upgrade）到小句，"即把简单小句中的一个副词词组或介词短语转换为复杂句中的一个投射小句"（Halliday & Matthessien，2004）。

第二节　汉语语气隐喻

汉语的语气系统分类十分复杂，在第四章已经进行了详尽的阐述，本章不再赘述。汉语也存在语气隐喻，其表现形式和英语的语气隐喻有相似之处，但也存在显著的差异。魏在江对比英汉的语气隐喻时就句式的非一致式、语境依赖性、指示标记和语调进行了对比研究（表7-2）。

表 7-2　英汉语气隐喻对比

对比的项目	异同	英语语气隐喻	汉语语气隐喻
句式的非一致式	异	多用形合手段	多用意合手段
语境依赖性	同	都强调语气的语境依赖性、语境变异性	
指示标记	异	指示标记词	语气词
情态级别	异	义务、意愿、概率、频率可用不同回答。不用语气词来表示最强的语气	用语气词来表示情态级别；要用语气词来表示最强的语气
语调	同	都有变调的变异性，同一语句在不同的语境中可能语调就不同，由此便产生语气隐喻	

资料来源：魏在江，2003

1. 非一致式　一致式是典型的，非一致式即隐喻式。任何语言的隐喻式，都可使用形合手段和意合手段，英语和汉语亦是如此，纯粹的只用形合手段或意合手段的语言很少。只是英语更多地使用句式的转换来实现隐喻，而汉语更多的是从意义上来实现不同的言语功能。魏在江给出了一个汉语语气隐喻的句式体现（表7-3）。从此表中，我们可以看到一致式"几点钟了？"和隐喻式"你知道几点钟了吗？"，都是问句形式，但隐喻式含有命令的意义，要求听话人告诉时间。

表 7-3　汉语语气隐喻的句式体现

	一致式	隐喻式
陈述：给出信息	我不知道。	谁知道？
	我不尊敬你。	你认为你是谁？
问题：需求信息	几点钟了？	你知道几点钟了吗？
	你认为什么这样认为？	说出你的观点。
命令：要求物品和服务	不要那样做。	我若是你，就不会那样做。
	借给我一支笔。	我能借一下你的笔吗？

资料来源：魏在江，2003

2. 语境依赖性　不同的语境，小句表达的意义和实现的言语功能都可能不同。因此在判断小句是一致式还是隐喻式时，需要在具体的语境中，结合上下文进行分析。随着语言的发展，隐喻出现得越来越多，看似典型的、惯常的句式可能并非一致式而是隐喻式。

3. 指示标记　指示标记可以用来识别句式是一致式还是隐喻式。汉语的语气助词非常丰富，不同的语气助词可以表示不同的语气，如疑问语气词"吗"，表纯粹的疑问，是索取信息，但疑问语气"吧"的疑问语气就没有那么强，它可能含有祈使的功能，委婉地建议听话人去做某事（疑问语气助词详见第六章）。汉语的语气助词是非常重要的识别标记之一，也就是说汉语的语气隐喻可以通过在句中添加语气词来实现，这也进一步体现了语气词在语气表达中的重要地位。

4. 情态级别 系统功能语法在类别上把情态系统分为情态化（modalizaiton）和意态化（modulation）。情态化在信息交换中发挥作用，意态化在事物交换中发挥作用。情态包括可能性（probability）和经常性（usuality），指在以交换信息为语义功能的命题中，说话人对命题可能性和经常性的判断。意态包括义务（obligation）和意愿（willingness），指在以交换物品或服务为语义功能的提议句中，说话人对提议的态度（Halliday，2008）。情态是实现人际意义的重要手段之一，在系统功能语法中占有非常重要的位置。通常，表示频率和概率的情态，一般由陈述语气和疑问语气来体现，表示义务和意愿的意态，一般由祈使语气来体现。Halliday 对情态赋予了值，分为高、中、低三个级别（表 7-4），这可以帮助确认隐喻式。正如英语的情态可以赋值一样，汉语的情态也可以分级，魏在江（2003）就指出汉语中也存在情态的级别，主要通过语气词来实现（图 7-3）。

表 7-4　情态的三值

	概率/可能性	频率/经常性	义务	意愿
高	certain	always	required	determined
中	probable	usually	supposed	ken
低	possible	sometimes	allowed	willing

资料来源：Halliday，2004

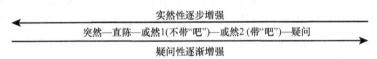

图 7-3　汉语的情态级别

资料来源：魏在江，2003

5. 语调 语调是连贯言语里声音音调变化所产生的旋律模式，它能使说话人有效地表达意义，使听话人能理解表达的意义。吕叔湘（1982）说过，"语气的表达，兼用语调和语气词：语调是必需的，语气词则有时可以不用"。语调不但能体现语气，还能表达不同的情绪，它是实现人际意义的重要手段。语气隐喻也必然要通过语调来体现，即同一个小句语调的变化，会产生语气隐喻。

汉语的语气分类复杂而繁琐，但引入了 Halliday 的语气隐喻理论，就可以把汉语的语气分类简化。参照系统功能语法对语气的分类，汉语的语气类型可以概括为四种基本语气——陈述语气、疑问语气、祈使语气和感叹语气。从图 7-4 可以清楚地看出句子的语气隐喻体现关系，这有利于进行实际会话中的语气隐喻研究。

句子的语气　　　句子的目的或用途

陈述句　　　陈述：告诉别人一件事

疑问句　　　询问：询问别人一件事

祈使句　　　祈使：要求别人做一件事

感叹句　　　感叹：表示某种强烈的感

图 7-4　句子的语气隐喻体现

资料来源：魏在江，2003

第三节　汉语医患会话中的语气隐喻及其人际意义

胡壮麟（2008）指出，语言既然是社会中人与人之间进行交际的工具，在语义中必然要表达人际功能。语气是交际中人际功能实现的重要手段，语气与言语功能的结合可以实现不同的交际目的。语气隐喻反映了言语功能范畴和语气范畴之间的复杂关系。换句话说，语气隐喻扩展了言语功能系统，而言语功能系统的扩展增加了交际者在对话中用以商讨的意义潜势（Halliday & Matthessien，2004）。一种语气可能表达几种意义和体现几种言语功能，一种意义和一种言语功能也可以由不同的语气来实现。当人们要表达一定的意义和言语功能时，便要在系统网络中进行有目的的选择。说话者在选择某种形式的同时就已选定了要表达的意义，而"选择"正是系统功能语言学的一个重要概念。正如 Halliday（2004）所说，对隐喻的选择本身就是有意义的选择，因此研究语气隐喻可以帮助我们分析会话中交际双方的社会角色、权力关系、亲疏程度等。医患会话中，医患双方为了实现不同的交际目的，会选择用隐喻体实现不同的言语功能，语气隐喻为听话者提供了更多的选择。

一、汉语医患会话中的语气转移

语气隐喻作为言语功能的复合体，反映了语气选择与言语功能之间非一致的关系。"语气隐喻用以调整语气功能，使其适合特定的交流。"（Martin，1992）。人际隐喻是人际象似性原则的一种表现：隐喻变体拉大了意义和表达之间的符号距离，这种拉大的符号距离使说话者和受话者之间心理距离的增大，并且常作为一种表达方式的扩展直接在词汇语法上显示出来（Halliday，2004）。隐喻拉大了心理距离，使会话双方的亲密度减少，但礼貌程度会有所增加。多数情况下，命题中的语气隐喻是增大话语对话或商讨空间的产物，例如，显性的客观表达体现了声音的多重性，增强了语篇的对话性和协商性。正是由于语法隐喻具有商讨性和协商性，所以它还有强化语篇连贯的功能，即语气隐喻具有语篇组织功能，是对说话者和听话者之间交际商讨性和协商性的组织。然而这也不是绝对的，并非隐喻的使用就一定能使礼貌程度增加，在不同的会话语境中，隐喻实现的人际意义会有差异，尤其是像医患会话这样具有机构性和语境依赖性的会话，其隐喻在具体情况下表现的人际意义会有较大差异。

不同的语气可以体现同一种言语功能，但这并不意味着这些不同的体现形式所表达的意义也是相同的。导致说话者做出不同选择的因素可能是多方面的，其中包括说话者的角色、态度、会话双方的权力关系、亲密或熟悉程度等。"语气隐喻用以调整语气功能，使其适合特定的交流。"（Martin，1992）前文我们提到了语气转移的几种形式：疑问语气体现陈述和命令功能，祈使语气体现陈述和提问功能，陈述语气体现提问和命令功能。语气的转移，能实现不同的语用功能，表达不同的人际意义。在医患会话中，最常使用的语气隐喻是疑问语气体现陈述和命令功能，尤其是疑问语气体现陈述功能。

当用疑问语气体现陈述功能时，疑问的程度增加，使所陈述的信息显得不确定，也使说话者显得不自信、犹豫，似乎在试探、征求听话人的意见。陈述的基本语用功能是"给予信息"，是说话人讲述某件事，因此，在某些语境下，这种隐喻式会隐含着不满、嘲笑等情感。但疑问语气体现陈述功能的语用意义远没有这么简单，在具体的语境中，因为语境不同、交际的目的不同，其表达的意义是有差异的。

命令与权势总是紧密相连。拥有权势的一方在言语中常常选择具有命令意义的言语功能，用指令的形式让听话人去完成或者不做某事。通过疑问语气来表达命令功能，可以使言语具有商讨性和协商性，给听话人更多的选择空间，能增加交流的委婉度。该隐喻式所表达的语义特征是疑问语气和祈使语气的结合，同时体现了疑问句的商讨性和祈使句的命令功能，可以很好地起到协调人际关系的作用。

在疑问语气体现陈述功能和命令功能的隐喻中，有两种问句形式是需要特别加以分析的，那就是附加疑问句和反问句。下面我们就这两种问句形式在医患会话中实现的语用功能、表达的人际意义进行具体的分析。

（一）附加疑问句

附加疑问句是英语和汉语都存在的疑问句形式。附加疑问句的构成包括两个部分，陈述部分和提问部分。陈述部分可以是陈述句、祈使句或断言句，提问部分则有三种基本格式（邵敬敏，1996）：①提问部分由正反并列形式，即"X不X"结构构成附加疑问词，如"好不好""行不行""是不是"等。附加疑问句的"X不X"结构有两种变体，"X吗/X吧"和"不X吗/不X吧"。②疑问代词"怎么样"构成附加疑问词。③叹词"啊""嗯"等单独构成附加疑问词。

Algeo（1990）认为，附加疑问句的语用功能有五种：①信息功能，需求信息；②确认功能，确认信息的是与否；③强调功能，强调话语内容，提醒注意；④话语结束标志；⑤冒犯性附加语，表示对对方的不满和责备。Holmes（1992）提出了附加疑问句的四种功能：①寻求/信息功能；②促进谈话功能，要求对方参与谈话；③弱化语势功能，削弱指令或责备；④冒犯性。我国的学者关敬英和韦汉（2007）针对医患会话中的附加疑问句归纳了六种语用功能：①确认信息功能；②促进谈话功能；③弱化建议或弱化批评功能；④强调功能；⑤责备功能；⑥结束话语功能。如表 7-5 所示，我们可以更清楚地对比中外学者对附加疑问句语用功能的总结。对附加疑问句的信息寻求/确认功能、强调功能、冒犯/责备功能，Holmes、Algeo 和关敬英与韦汉的观点都是一致的。在医患会话中，医生用附加疑问句作为隐喻到底实现了哪些语用功能，表达了怎样的人际意义，我们从具体的实例中进行分析。

表 7-5　附加疑问句语用功能对比

Algeo	Holmes	关敬英与韦汉
信息功能	寻求/信息功能	确认信息功能
确认功能	促进谈话功能	促进谈话功能
强调功能	弱化语势功能	弱化建议/弱化批评功能
话语结束标志	冒犯性	强调功能
冒犯性附加语	—	责备功能
—	—	结束话语功能

医患会话中，附加疑问句作为体现陈述的隐喻，是医生实现不同语用功能的重要途径之一。综合医患会话中医生的附加疑问句的语用功能主要有四种：①信息确认功能；②询问功能；③强调功能；④弱化建议/要求功能。下面我们就每种语用功能进行具体的分析。

（二）信息确认功能

发问人对陈述的信息已经知晓，比较明确，有一定倾向性，但发问人要通过疑问的形式，对是与非、肯定与否定进行探寻或询问，目的就是希望得到对方的证实，或者为了让自己陈述的观点和对方达成一致。

例 7-1

01 患：其实我就不想上。

02 医：但是必须得有个厕所才能放心，是吧？

03 患：然后坐长途车我一上车就开始难受，就想找厕所，就想下车，真正下车了，我也不想上了。

04 医：总是什么事情都是很保险才行，是吧？

05 患：嗯。

例 7-1 中，患者在例 7-1-01 陈述了"其实不想"，例 7-1-03 陈述了自己的症状，而医生使用附加疑问句例 7-1-02 和例 7-1-04，只是根据患者的陈述，进行信息的确认，希望得到证实。使用附加疑问句作隐喻形式，既对信息进行了陈述，又增加了疑问的程度。医生希望通过确切的回答，判断自己的推断是否正确，从而更准确地分析病症。

例 7-2

01 医：你咋了？跟我说。

02 患：就是上次，我不是上周六来的吗，然后我去拿了个药回去吃，月经就一直没有。

03 医：就是你是月经不来，是吧？

04 患：嗯。

05 医：月经不来，我给你开了个方子，现在吃了月经来了。现在月经量还少，是吧？

06 患：噢。

例 7-2 中，患者已经给出信息"月经一直没有"（例 7-2-02），医生用附加疑问句确认这一症状（例 7-2-03），并进一步希望证实是否"月经"问题还是本次问诊的症状之一，而所有的信息均得到了患者的证实。

例 7-3

01 医：去内分泌科，不行把糖尿病看一下。如果有糖尿病，伤口就很难好，反复长不好，先查个血细胞看看，好吧？

02 患：哦，这个化验？

03 医：对。

04 患：抽个血，是吧？血常规，是吧？

05 医：血常规。

06 患：那我就先化验。

07 医：对。

例 7-3 中，患者连续使用了两个附加疑问句（例 7-3-04），向医生确认信息。医生在患者使用问句之前已经给出了信息"先查个血细胞"（例 7-3-01），因此患者的问句并不是疑问，而是确认医生给出的信息，但这样的隐喻形式，在医患会话中患者使用得很少。

在医患会话中，医生为了信息的准确，用附加疑问句这一隐喻形式去证实信息的是与否，是比较有效的。虽然是问句形式，但其"疑"的程度并不高，医生在陈述信息的同时，去获得确认。这并非医生的犹豫、不自信，而是为了诊断和治疗的准确。实现信息确认功能的附加疑问句通常使用在医患会话的病症诊断阶段（语步2），和医生给出治疗方案的阶段（语步3），其附加疑问部分多用"是吧""对吧""是吗"。

（三）询问功能

发问人对陈述的信息有部分了解，并不明确，需要通过问句的形式作进一步询问，以获取新的信息。

例 7-4

01 医：你在那边焦虑，人家给你吃的啥药呀？

02 患：叫，那个药噢。就是赛乐特。

03 医：嗯。

04 患：哎，唉呀。

05 医：吃多大量？

06 患：嗯？多大量，噢？

07 医：嗯。

08 患：赛乐特吃一片。

09 医：<u>就是四军大给你开的，是吧？</u>你不说还在我们这看过吗？

10 患：看过，看过。

11 医：看的啥？

12 患：反正这就是咱们这开的药。

13 医：<u>很早以前了，是吧？</u>

14 患：2003 年的。

例 7-4 中，医生在获取了部分信息——"人家给你吃的啥药"，即患者在其他医院有过治疗经历的语境下，使用附加疑问句（例 7-4-09），以探寻新的信息。然后又在部分信息"看过"的基础上，推断出"很早以前"的信息（例 7-4-13）。此类附加疑问句的陈述部分信息是有信有疑，其疑问度并不高，但仍需要从患者哪里获得是与否的答案，并增加新的信息。

例 7-5

01 医：所以现在要用点药物。如果很严重，再发展，可能要考虑手术治疗呢。

02 患：我现在就是内服，嗯，外用。

03 医：嗯。

04 患：这以前要是不疼的话，就不管它。

05 医：是呀，不要吃辛辣刺激的。

06 患：嗯。上一次就是，同学高兴，在一起吃饭，就吃的有点辣。

07 医：不要饮酒。现在还没有明显的出血。

08 患：那我以前经常，呃，经常大便出血。

09 医：是呀，多喝水，多吃纤维量高的食物，这样防止便秘，好吧？现在就做的只能说是缓解症状了。每天晚上用热水坐浴，好吧？给你开上一盒口服的药，能好的快一些。

10　患：嗯，这个外敷，<u>就是用水浴，是吗？</u>

11　医：坐完浴以后，我给你开了一盒药，每次往肛门里面放一枚，好吧？

12　患：嗯，好。<u>那切就是门诊上就可以切，是吧？</u>

13　医：嗯。

患者的附加疑问句有时也有具有询问功能，如例7-5，医生已经给出了一些信息，"再发展可能要考虑手术治疗"（例7-5-01），"热水坐浴"（例7-5-09），而患者需要询问新的信息"外敷"（例7-5-10）和"门诊上切"（例7-5-12），他在使用附加疑问句时，句子"疑"的成分增加，更多了打探和咨询的功能。

在医患会话中，医生使用具有询问功能的附加疑问句，通常在询问社会和病史情况阶段（语步1）和询问病症阶段（语步2），其附加疑问部分多为"是吧""是吗"。患者表询问功能的附加疑问句使用并不多，一般都在医生给出治疗信息阶段（语步3），主要就医生的治疗信息进行进一步询问。具有询问功能的附加疑问句不同于其他疑问句类型如特指问句，典型是非问句和选择问句，它语气要委婉很多，它有锐化语气强度的功能。

（四）强调功能

虽然是问句形式，但附加疑问句有时既不为了询问，也不为了确认，只是为了强调信息，目的是引起听话人的注意，让听话人真正接受、理解信息。

例7-6

01　医：你坐下来嘛，现在我把病的情况再给你说一下。这个病叫慢性荨麻疹啊。这个病不传染人啊，对孩子的整体健康也不会有影响的。不会因为它痒啊，将来心脏不好啊，肾脏不好，不会的，它对内脏没什么影响。它唯一的影响就是痒得不舒服，就这点影响。<u>这个病是个慢性病，对吧？都得了十年了，是不是啊？</u>这个病是需要你天天都吃药的。你现在没有一种药，我一吃，吃一个月就好了，再也不发了，没有这种药。所以要求你就是要每天吃药。你如果说你现在吃的×××××××（药名），每天都在吃药都没有控制住，那说明这个药没有效果的。我还是要给你开个西药，要求你每天都吃。

02　患：嗯。

03　医：这个西药只要你每天坚持吃下来，不发了，那说明这药有效了。如果有效，那这个药就要一直吃，不能停的。

04　患：嗯。

05　医：那要不然怎么叫慢性病呢？那你急性病一治就好，那就可以不吃药。那慢性病就是需要每天吃药。你比如说，我有高血压，我每天早上起床我都要吃一粒高血压降血压的药。那慢性病就是要每天吃药的。<u>不要想着我吃了药，彻底不发，现在做不到，要慢慢地控制，最终这个病是慢慢会好，明白这意思吗？</u>

06　患：嗯。

例7-6中，医生使用了三句附加疑问句，此处的隐喻，具有加强语气，强调信息的功能。医生为了强调"慢性病"这一信息，先后用附加疑问句传递了"慢性病"（例7-6-01）、"十年"（例7-6-01）和"慢慢控制，慢慢好"（例7-6-05）的信息。在医患会话中，有时医生认为仅陈述信息的力度还不够，为了强调信息，会采用附加疑问句的形式提醒患者引起关注、更加重视。通常的结构是陈述句加附加疑问部分"知道吧""明白吧""是不是啊"。尽管是问句形式，但实质是对陈述信息的强调，通常是地位高的人对地位低的人发出的强调，语气强度较高，有时甚至会有不厌烦的情绪。由此也可见医生患双方在会话中地位是不平等的，医生是具有权势的一方。

（五）弱化建议/要求功能

疑问语气体现命令功能，可以使命令的语气强度减弱，增加命令的商讨性，给听话人留有更多的回答空间。弱化后的指令，使语气更加委婉、有礼貌。

例 7-7

01 医：咬伤多长时间了？

02 患：嗯，两三个小时了。

03 医：我看，拇指，还有哪？不是，拇指，不是还有个地方？

04 患：这儿。

05 医：要去清个创，好吧？这人的口腔细菌也能导致感染。

06 患：包吗？

07 医：不包，光要清创，好吧？

08 患：嗯。

09 医：左小腿外侧，对吧？

10 患：对。

11 医：左小腿近膝。去换药中心清个创，不包扎，好吧？

12 患：嗯。

13 医：口服抗生素，家里有没有？

14 患：什么？抗生素？

15 医：对。

16 患：抗生素就是那个阿莫西林啥的？

17 医：可以。

18 患：阿莫西林，还有那个叫什么来着？叫那个……

19 医：破伤风一定要打，好吧？

20 患：嗯。先打个破伤风，是吧？

21 医：对。

例 7-7 中，医生用四句疑问语气提出了自己的建议和要求（例 7-7-05、例 7-7-07、例 7-7-11、例 7-7-19），建议患者去"清创，不包扎"，要求"打破伤风"。本来是医生对患者的指令，但使用"好吧"后，建议和要求的指令语气减弱，留有患者回答和选择的空间。即使医生在指令中使用了情态词"一定"（例 7-7-19），语气强度本来很大，但附加疑问句部分的"好吧"，还是弱化了医生的要求。例 7-7 的整个医患会话，因为医生用附加疑问句这一隐喻形式，使会话变得礼貌，尽管患者还是只听从医生的要求，但医生的强势得到了减弱。弱化建议/要求的命令功能的附加疑问句，其结构一般是陈述句加附加疑问部分"好吧""好不好""行不行"。从收集的语料来看，医生用附加疑问句弱化建议/要求的命令功能，多在治疗阶段，即医生给患者制订治疗方案时，给予患者选择或提出疑虑的余地，语气委婉，拉近了医生与患者的距离，使患者感到受到了尊重，并增加了对医生的信任感，从而较易接受医生的治疗主张。但疑问语气体现祈使功能的隐喻在语料中的使用频数很低。收集到的体现祈使功能的句子共 555 句，用疑问语气体现祈使功能的只有 49 句，只占了 8.83%。医生在医患会话中更多的是以较高地位人的身份，用指令的形式给予患者治疗的建议和要求，语气强调高，体现了医生在会话中的权势和主导地位。

二、汉语医患会话中的反问句

王力（1985）在《中国现代语法》中定义反问句是，凡无疑而问，为的是加重语意，或表示责难的反诘语气。"反诘实在是一种否定的形式，反诘句里没有否定词，这句子的用意就在否定；反诘句里有否定词，这句话的用意就在肯定。"（吕叔湘，1982）。因此反问句主要语用功能是加强语势，其实质是否定。邵敬敏（2013）认为，反问实际上是一种假性问，表层是疑问句，深层含义是已经有明确看法，实质是否定；疑问只是手段，并不需要对方回答。在具体语境中，反问的语用功能不仅是表达责难的强烈语气，而且它是用问的形式表达说话人的态度倾向，因此它的语用功能应更丰富，随语境的不同体现的语用功能也应有差别。邵敬敏（2013）就根据否定的强弱程度把反问句分为三个层次六种类型。

（1）第一层次，否定比较弱包括：①困惑义。对认为不该发生的事情或行为却发生了的不理解，语气缓和。②申辩义。对某一疑问认为根本就不应该成为问题，反问语气比较客气，多数是下级对上级、晚辈对长辈的口吻。

（2）第二层次，否定中度包括：①提醒义。对方本应该做、知道的事却未完成，用反问以提醒对方注意，有不满的语气。②催促义。催促对方采取行动去做某事，有不满和催促的语气。

（3）第三层次，否定义很强包括：①埋怨义。对某行为或某事表示强烈不满，有埋怨、责备、批评的口吻。②反驳义。针锋相对地提出不同看法，表达强烈不满，甚至是愤怒。

由此我们可以看出，反问句除了表达形式上的否定，也是用来表达说话人的个人情感和态度的，如不满、埋怨、责备、愤怒等，是一种情感的宣泄方式，其语用功能十分丰富，同时它也涉及会话参与者的社交地位、权力或权势关系、身份特征、礼貌程度等多种语用因素，是研究会话中人际意义的有效途径。

例 7-8

01 医：我说啊=

02 患：=嗯?

03 医：<u>不是很快就消失了，哪里有那么快嘛?</u> 我说你这个做个乳腺扫描，就不用再做其他的检查了。

04 患：我自己感觉上好了样，都不（痛了）。

例 7-8，反问句"不是很快就消失了，哪里有那么快嘛?"（例 7-8-03），强调的是否定义"没有这么快"，其否定强度适中。医生欲通过反问句提醒患者病症的消失需要时间，提醒患者需要耐心。使用反问句这一隐喻类型，不但是医生为了强调否定义，也表达了他对患者没有耐心的不满，传递的是负面情绪。

例 7-9

01 医：有没有做过头部 CT 吗，在外面?

02 患：没有。

03 医：哪里头疼？如果头部 CT 没有撒问题的话，其他没有撒问题，有可能有点胃炎。

我给你开，给你花少一点的钱，你看你查不查？要么你明天去看专科？头部 CT 你看今天查不查？头部 CT 几百块钱，三百块钱的样子。

04 患：今天查得到不吗？

05 医：<u>查不到，我给你开干撒子哟？</u>

06 患：查得到就开撒。

例 7-9 中，医生用反问句例 7-9-05 这一隐喻表达了"查不到，我就不给你开了"，其肯定义很强。此反问句表面是疑问，实质是医生为了加强语气，反驳患者的担忧"今天可能查不到"，隐含着医生的不厌烦和不满情绪，致使患者的回答也显得没有礼貌"查得到就开撒"（例 7-9-06），隐含着和医生针锋相对的意思，表达了对医生态度的不满。

反问句在医患会话中表达的负面情绪比较强，隐含不满和责备的情绪，破坏了整个会话的和谐，不利于医生和患者间形成良好的沟通。因此为了建立良好的医患会话，反问句不建议被医生和患者使用。

三、汉语医患会话中的人际投射

投射作为转述或重复他人或自己话语与思维的语言，是使语篇（口语语篇或书面语语篇）建构作为一个多声对话场所的手段之一。说话人常常通过外部声音化/外言（extra-vocalization）和内部声音化/内言（intravocalization）两种方式表明立场，与听话人建立对话，其发挥的功能是扩展话语的对话空间和压缩对话的话语空间。

王振华（2003）把投射的声音来源细化为"三声"系统：第一声指在特定语境中，说话人直接分享自己的思想或观点；第二声指说话人假借第二人称或第三人称的思想或观点，来表明自己的立场；第三声指说话人假借所在社团共享的思想、观点或道德标准，摆明自己的态度。三个子系统反映了人们在话语互动中的选择资源。当运用第一声介入时，说话人投射的是自己对人、物、事直接的、真实评价。而第二声、第三声是服务于说话人证实自己对人、物、事的真实、客观的态度。

杨才英（2006）把实现人际投射的语言形式概括为：①显性主观化建议；②显性主观化命题；③显性客观化建议；④显性客观化命题。她认为，主观化人际投射总是把说话者"I"或受话者"you"作为投射者，这样言语功能本身体现为一个独立存在的命题，用以投射原有的建议或命题，从而增强了话语的互动性和商讨性。客观化人际投射是把建议或命题包装为一个群体或团体的普遍意志，从而提高内容的可信性。

例 7-10

01 医：查个先看看，月经没有来哈？

02 患：月经已经干净了。

03 医：干净几天了吗？

04 患：嗯，昨天，前天干净的。

05 医：昨天，前天干净的？

06 患：=[前天]前天干净的。

07 医：那看你查不查？<u>我觉得你查月经还是有干扰</u>。你不信今天查一个，过个五六天再查一个做个对比下。嗯，那个也不贵嘛，几块钱嘛。你对比下，看看。一般要稍微多等几天，你这个才刚好两天，你肉眼看不到，实际上它纤维还有。

例 7-11

01 医：原来打过几次啊？

02 患：原来没有，这第一次打。

03 医：啊？

04 患：有说是吃药的反应。

05 医：还是住几天吧，哈。<u>到了我们这里，我建议住几天，可能快一些</u>。住不住？怎样？不方便？

06 患：嗯，不方便。

例 7-10 和例 7-11，医生用"我觉得"和"我建议"，将观点和建议表现成个人的主观观点和建议，直接分享给患者，明显地介入到会话中，从而引发会话中的其他声音和立场。医生通过把观点和建议主观化，扩展话语的对话空间，为患者提供更宽松的空间，留有可选择的余地，这样的会话显得委婉而有礼貌，减少了医生在会话中的权势。然而这样的介入，在医患会话过程中使用得非常少，尤其是显性主观化建议，语料中只出现了七处。

例 7-12

01 医：不看也可以，就是你要不放心，你就再……再……。反正中药它主要通过扶助正气来解决这个问题。

02 患：唉，唉，唉，好。

03 医：知道了吗？

04 患：那这六服就好了，您说？

05 医：<u>应该差不多了。</u>

06 患：好的，嗯。

例 7-13

01 医：你现在都不明显，一个是只能做活检，不做活检，哪能通过肉眼看。

02 患：那是。

03 医：以前遇到这种病没有？<u>必须要做活检，每个都要做活检。</u>做活检要最明显的时候来做，现在做就没有任何意义哈？现在有可能发现不了问题。

04 患：哦。

例 7-12 和例 7-13 医生使用义务情态词"应该""必须"的无人称投射句来强调自己的观点，患者的回答是"好的""哦"，从而构建了一种不对等的对话关系，即控制和服从。是医生引导患者按照自己的要求，并指示患者完成某件事，从而建立了自己的权势，并显示了自己对患者的操控能力。虽然是无人称小句，看似掩盖了医生的主观介入，投射结构表达的观点比较隐讳，但仍改变不了这是医生个人观点的事实。

王振华提到的三声系统，第一声在医患会话中有一些涉及，第二声和第三声几乎没有。医生在医患会话中，没有给听话人即患者更多的机会表达自己的观点和建议，也没有用副词或动词使命题或建议客观化。医患会话中医生为了减少来自患者的挑战，更多的是采用无人称投射方式将显性主观性客观化，压缩了可对话空间，减少与患者的协商，达到了让患者更易接受命题和建议的目的。

四、小　结

语气隐喻是一个极具语用特征的语言范畴，具有广阔的研究价值。在医患会话中，医患双方本来是地位平等的会话双方，但在实际的交流中，医患双方平等的地位会被破坏，打破平衡的主要因素是医生的权势。医生在会话中通常处于会话的优势方，控制话题的转移、主导会话的进程。拥有权势的一方在交际过程中有实现权力欲望的需要，即尊重的需要。语言是实现满足这种需要的手段之一。

在医患会话中，语气隐喻的两种转移形式疑问语气体现陈述功能和疑问语气体现命令功能是非常值得关注的。具体的两种隐喻形式是附加疑问句和反问句。医患会话中，附加疑问句作为体现陈述和命令的隐喻体，是医生实现不同语用功能的重要途径之一。综合医患会话中医生的附加疑问句的语用功能，主要有四种：①信息确认功能；②询问功能；③强调功能；④弱化建议/要求功能。在医患会话中，医生为了信息的准确，为了诊断和治疗的准确，用附加疑问句这一隐喻形式去证实信息的是与否，是比较有效的。具有询问功能的附加疑问句语气委婉，有锐化语气强度的功能。强调功能凸显了医生的权势地位，这一隐喻形式通常是地位高的人对地位低的人发出的强调，语气强度高。而弱化建议/要求功能给患者提供了选择的余地，扩展了对话空间，使患者感到受到了尊重，但此类隐喻在医患会话中使用的频数很低。

反问句在医患会话中表达的负面情绪比较强，隐含不满和责备的情绪，破坏了整个会话的和谐，不利于医生和患者间形成良好的沟通。

人际投射是实现会话多声的手段之一。医患会话中医生为了减少来自患者的挑战，更多的是采用无人称投射方式将显性主观性客观化，压缩了可对话空间，减少与患者的协商，达到了让患者更易接受命题和建议的目的。

第八章

反思与展望

第一节　汉语医患会话中的言语特征

本书在系统功能语法基础上结合语气系统与汉语语言特点，从语气选择，尤其从疑问语气选择、疑问句句末语气词选择和语气隐喻，对医患会话中的人际意义的建构进行了系统的描写和阐释。通过对真实语料的转写、归纳、分析，得到了以下的结论。

一、医患会话中语气选择特征

医患会话作为机构性会话，不同于普通的日常会话，其语气选择呈现了非常显著的特点。陈述语气和疑问语气是各科医生最爱选择的语气类型，尤其是疑问语气，其在医患会话中的使用频数要高于陈述语气，它是医患会话中非常具有研究价值的视角。

陈述语气用于客观地陈述某件事实，不带明显的个人情绪和感情色彩。医患会话中医生选择的陈述句有两种划分标准：①无标记陈述句和有标记陈述句；②肯定陈述句和否定陈述句。无标记陈述句和有标记陈述句又分别包括表述病症的无标记/有标记陈述句和表述诊断结果的无标记/有标记陈述句。医生选择频率最高的是无标记陈述句。无标记陈述句客观陈述事实，很少带有个人情绪和感情色彩，语言较正式，也能增加患者对医生的信任度。在医患会话中，医生使用无标记陈述句给予患者诊断信息，并给出治疗方案，其间少有情绪表达。而有标记陈述句，是在句末添加语气词，表达某种个人情绪和感情色彩。医患会话中使用的陈述句句末语气词有"了""哈""吧""啊""嘛""呢""噢""撒""呃""哟"。有标记陈述句虽然具有表达个人情绪和感情的功能，但在医患会话中常常表达出负情绪，影响了整个会话的融洽，破坏了良好的沟通。无论有标记还是无标记陈述句，肯定陈述句都是使用频数最高的陈述句类型。在会话中，医生多以肯定的形式陈述自己的诊断结果和提出治疗方案，以此压缩患者提出异议的空间，这是医生权势的体现。

患者在陈述语气的选择上特征明显，其陈述语气的选择频数要远远高于其他语气，而且无标记陈述句占绝对优势。这是由患者在会话中处于较低地位决定的，患者很少有机会表达个人的情绪和感情，他总是扮演信息给予者的角色。即使在医生的治疗阶段，患者也不能给予信息，他选择陈述语气还是最多。这阶段患者选择陈述语气主要为了重复医生的治疗方案，以确信自己已经完全获取信息并明白信息。

祈使语气虽然不是医患会话中大量使用的语气形式，但其使用数量也不少，而且其实现的语用功能丰富，是医患会话研究中非常重要的研究视角。祈使句有两种分类方式：①无标记和有标记祈使句；②肯定和否定祈使句。基于语料分析发现，无标记肯定祈使句是使用频数最高的祈使句类型，尤其在医生给予治疗方案阶段（语步3）。有标记的否定祈使句是医生选择最少的祈使句类型。此外，无论是无标记还是有标记，肯定祈使句都要多于否定祈使句。这表明医生在给患者指令时，都是直接提出建议和要求，语气肯定，减少了对话性，压缩了商榷空间，这也凸显了医生在会话中的主导地位。

本书把医患会话中的祈使语气归纳为两大类十二小类。肯定祈使句语气按照由强到弱是命令、要求、建议、叮嘱、请求、哀求；否定祈使句语气按照由强到弱是禁止、批评、劝阻、提醒、安慰、乞免。从语料来看，医患会话中医生使用频数最高的是表达要求语气的祈使句，其次是表达建议语气的祈使句。表达要求语气的祈使句语气强调较高，态度生硬。医生作为会话中地位高的一方，下达指令要求地位低的患者去完成某动作，这是医生权势的彰显。此外，部分祈使句句末也使用了语气词，句末语气词一般有"了""嘛""啊""哈""吧""呃""噢""哟""呢""好吗"。语气词强度的差异，导致了意义的差异。研究发现，语气强度高的句末语气词，在医患会话祈使句中的使用频数比率相对较高，而具有舒缓功能的语气词在祈使句中的使用频数比率很低。因此，会话中医生在给出指令时，没有注意态度的温和、语气的委婉，也没有考虑患者的接受程度和心理状态，只是简单地在履行自己的治疗工作，这使得会话过程显得机械而冷漠。

感叹语气是医患会话中使用频数最低的语气类型。这也是作为机构性会话的医患会话的特征之一。医患会话不同于日常闲谈，其会话的目的性极强，医患会话就是在医生和患者不断的信息交换间推动的。信息的交换是为了医生进行有效的诊断，并最终达到治疗的目的。信息交换的一般模式是，医生要求信息，患者提供信息，医生给予信息，患者确认信息。在信息交替更新的过程中，语言都比较客观、正式，以增加语言的信度，因此也就鲜有医生和患者表达夸张或强烈情感的机会。

语气是实现人际意义非常重要的资源。语气选择的研究是研究会话中人际意义的关键。人际关系的研究焦点是权力关系和角色关系。在医患会话中，医生和患者处于不平等的地位，医生用问句获取信息，用祈使句指令患者接受信息，而患者处于被动的提供信息和接受信息的地位。医生在会话中的优势地位是毋庸置疑的，其语气选择上体现的权势也凸显无疑。

二、医患会话中疑问语气特征

疑问语气的研究是研究医患会话的核心。疑问语气的使用涉及交际双方的社交地位、权力或权势关系、身份特征、礼貌程度等，因此对疑问语气的研究能很好地揭示会话中交际双方的人际功能表达。

笔者发现，疑问语气的总使用频数要高于陈述语气的总使用频数，这是医患会话的鲜明特征。疑问语气是医生在问诊过程中索取信息的最重要途径，也是医生治疗患者的重要手段，因此疑问语气呈现的特征直接影响了会话中医患双方人际意义的建构和诊疗的效果。笔者把汉语疑问语气分为三大类——是非问、特指问和选择问。按照会话流程划分为三个语步：①语步1，社会-病史类提问阶段；②语步2，医生针对诊断提问阶段；③语步3，医生提出治疗方案阶段。

无论在哪个科室，在哪个语步，能快速、直接获得信息的是非问都是医生疑问语气的首选，即是非问是使用频数最高的问句类型。内科、外科和专科各自的三种问句的使用频数差异不显著,唯有中医科的是非问句使用频数与特指问句和选择问句的使用频数差异显著。中医科的是非问句使用频数要远远高于其他两种问句类型。中医科因为其学科特点,在问句选择上也呈现了很鲜明的特征,这是非常值得做进一步细致研究的领域。

是非问中的"吗"问句、非"吗"问句和附加问句的使用情况出现了较显著差异。最典型的是非问——"吗"问句的使用频数最高,尤其在语步2——医生进行诊断的阶段。语步2是医生向患者大量索取信息的阶段,作为闭合式提问的是非问,限制了患者的回答空间,能让患者快速、简单地给予医生信息。相对于"吗"问句和非"吗"问句,具有协商和使语气委婉功能的附加问句使用频数最低。但无论哪种是非问,都是会话中医生提出新话题和控制话题转移的重要手段,它们压缩了交际中医生和患者的对话性,留给患者的回答余地和空间很少,不给患者明显的机会去提问或增加任何新的信息。高频率地使用是非问是医生作为会话中主导者和其权势的重要体现。

特指问作为开放式提问类型,在医患会话中是仅次于是非问具有较高使用频数的问句形式。特指问使用最多的阶段是医生的诊断阶段(语步2),使用最少的阶段是治疗阶段(语步3)。在诊断阶段,医生通过特指问提出新的话题,并按照自己对信息的需求转换和推进话题,这使得医生成了会话中话题的控制者。治疗阶段是医生专业权威充分体现的阶段,他无须获得更多新信息,自然作为开放式提问的特指问的使用频数就很低。

选择问句是医患会话中使用频数最低的问句类型,它主要包括列项选择问和正反/反复选择问。列项选择问的使用频数要低于正反/反复选择问。这说明在会话中医生更倾向于正反的"有"或"没有"的提问,而不是给患者选择项,这样使得自己提问的目的性更强,主导性更强。尽管选择问也压缩了回答空间,减少了对话性,但它能一定程度上增加语气的委婉度和可协商性,因此适当地增加选择问的使用能拉近医患间的距离,使医患间的交流更融洽。

从语步的角度观察疑问语气的选择后发现,语步3是最体现医生学术权威和权势地位的阶段。在语步3,医生选择疑问语气的频率要小于语步1和语步2,而且甚少选择作为开放式提问的特指问和能使语气委婉的选择问。由此,在这一阶段医生和患者的对话性最低。这是因为语步3是医生学术权威得到最充分体现的阶段,患者作为医学知识的弱势方必然只能处于被动、服从的地位。

患者的问句使用频数要远远低于医生,但其各问句的选择情况和医生相似,依然是非问是问句的首选,选择问是使用频数最低的问句形式。患者在医患会话中主要的角色是信息的提供者,因此他少有机会通过提问去获取新信息。他在医生对话题的控制下,和医生进行信息的不断交换。但在信息交换的过程中,他和医生的地位是不平等的,他始终处于被动、服从的地位。在这一特有的机构性会话中,患者虽然是会话的主体,但他却未能成为会话的主导者。

综上所述,医生通过对问句的选择,发起话题,控制话题的转换,掌握话题的结束,其在会话中的权威和权势地位不断得到凸显。医生是医患会话中的主导者,是地位较高的一方。患者没有更多的机会选择问句去获取新的信息或展开新的话题,他是会话中的被动服从者,是地位较低的一方。医生和患者在问句选择上的差异,体现了医患双方在会话中权势关系和角色的差异。这些差异导致医患会话呈现出鲜明的语言特征,并形成鲜明的权利关系和角色关系,最终直接对诊疗效果产生或正面或负面的影响。

三、医患会话中句末疑问语气词特征

语气词是表达语气的重要途径，汉语语气词在表达语气的丰富性和多样性上是其他手段不可比拟的。虽然疑问语气词不是疑问语气必需的，但它是实现疑问语气的重要手段，在疑问语气实现人际意义中占有相当重要的地位。

医患会话中常用的句末疑问语气词包括"啊""吧""呢""吗"及受方言和前词变音影响非典型疑问语气词结尾的"哈""噢""嚷""哟""嘛"。医生使用句末带有疑问语气词的问句比率几乎占到了一半。

在各个科室中，"吗"疑问语气词使用的频率均最高。从语步来看，"吗"疑问语气词在语步2——医生的诊断阶段使用最频繁，这刚好和"吗"是非问在语步2的高频数使用是一致的。"吗"是中立的询问，是带有个人情绪和感情最少的疑问语气词，它的高频使用体现了医患会话作为机构性会话的鲜明特征。医生在会话中多不带有个人倾向性和感情色彩，仅就需要的信息选择中立的语气而问，会话显得客观而正式，也增加了患者对医生的信任度，但这样频繁使用中立客观的语气形式也会使医患间缺乏亲近感，使医患关系僵硬、冷漠。

一般来说疑问语气词"吧""呢""啊"，都在不同程度上消减了语气强度，使会话委婉，而又有商榷意味，但各词之间语气强度有差别，表达的情感强度也有差异。从语料来看，"吧"是仅次于"吗"的具有较高使用频数的疑问语气词，尤其是在语步3，当医生提出治疗方案时。但语气强度更高的疑问语气词"呢"和"啊"在语步3使用频数最低。疑问语气词有很大的语境依赖性，因此疑问语气词"吧"、"呢"和"啊"在会话中对语气的改变对语境依赖很大，在某些语境下，它们也会产生不厌烦、不满等负面情绪。在分析本次收集的医患会话的实例后我们发现，通过疑问语气词表达负面情绪的会话还占相当大的比例。因此，疑问语气词的选择使用要谨慎，根据语境需要尽量选择具有正面意义的语气词，以促进交流的和谐和诊疗的有效进行。

四、医患会话中的语气隐喻特征

语法隐喻是系统功能语言学的一个重要组成部分，它表明了 Halliday 关于语言与世界的关系这一语言哲学命题的观点。当一种言语功能可以用几种不同的语气来体现，即一种语气域向另一语气域的转移时，就形成了语气隐喻。在医患会话中，最常使用的语气转移是—疑问语气体现陈述和命令功能，尤其是疑问语气体现陈述功能，其中特征最明显的是医患会话中的附加疑问句和反问句。综合医患会话中医生的附加疑问句的语用功能主要有四种：①信息确认功能；②询问功能；③强调功能；④弱化建议/要求功能。

（1）医生为了信息的准确，用附加疑问句去证实信息的是与否，不但有效，而且信息确认的过程委婉而礼貌。具有信息确认功能的附加疑问句疑问部分多用"是吧""对吧""是吗"。

（2）具有询问功能的附加疑问句，通常被医生使用在询问社会——病史情况阶段（语步1），和询问病症阶段（语步2）。虽然附加疑问句也是有疑而问，但其"疑"的程度并不高，而且因为附加疑问部分的参与，使得会话委婉而有商榷性。具有询问信息功能的附加疑问句疑问部分多用"是吧""是吗"。

（3）具有强调功能的附加疑问句，是医生为了强调自己给出的信息，加强语气，提醒患者关注而使用的。具有强调功能的附加疑问句，通常是地位高的人对地位低的人发出的强调，语气强度较高，有时甚至会有不厌烦的情绪。其附加疑问部分多为"知道吧""明白吧""是不是啊"。

（4）弱化建议/要求功能的附加疑问句，可以使命令的语气强度减弱，增加命令的商讨性，给听话人留有更多的回答空间。医生多使用具有弱化建议/要求功能的附加疑问句在治疗阶段（语步3），指令弱化后，使语气更加委婉，使患者感到受到了尊重，对指令的接受度就增加了。但这类附加疑问句使用频数非常低，多数时间，医生是不会给患者更多的商讨空间的。具有弱化建议/要求功能的附加疑问句的疑问部分多为"好吧""好不好""行不行"。

反问句在医患会话中使用很少，但它是一种重要的隐喻形式。反问句语境依赖性强，根据语境不同，体现的否定强度差异明显。强度越大，表达的负面情绪就越强，隐含着不满和责备的情绪，破坏了整个会话的和谐，不利于医生和患者间形成良好的沟通，因此医生在会话中应慎用反问句。

投射是构建一个多声对话场所的手段之一，是人际意义表达的重要途径。医患会话中的人际投射使用频数很低。医生通常不会采用假借第二人称或第三人称的思想或观点来转述自己观点的方法，也不会采用副词、动词等假借共享的思想和观点来转述自己的观点。会话中医生会把建议和命题显性主观化，以此扩展话语的对话空间，给患者提供更宽松的空间，但此类隐喻使用的频数很低。更多的时候，医生是采用无人称投射方式将显性主观性客观化，压缩了可对话空间，减少了与患者的协商，达到了让患者更快更易接受命题和建议的目的。

综上所述，医患会话具有显著的机构性、动态性和语境依赖性。本书是基于我国真实的医患会话语料，通过对会话中医生和患者的语气选择尤其是疑问语气选择、疑问语气词选择和语气隐喻选择的人际意义研究。本书通过多维度细致深入的分析，解释了我国医生和患者在会话中的权势关系和角色关系。在我国的医患会话中，发起新的话论，话论的转变和终止，都以医生的需求而进行，医生是会话的控制者和主导者，他处于会话的主导地位。患者是诊断和治疗的主体，但他的会话空间被医生牢牢限制。具体来看，医生在诊断阶段向患者索取信息，在治疗阶段指令患者去完成或开始做某件事，医生在整个会话过程中的学术权威和权势地位都得到了充分体现。患者按照医生的需求提供信息，在治疗阶段确认信息，在整个会话过程中都处于被动服从的地位。医患双方在会话中的平等地位被打破，医生处于地位高的一方，而患者处于地位低的一方。这样不平等的格局，如果不注意患者的感受，不去了解患者的心理状态，随意使用语言，就极易产生医患矛盾，并升级为医疗纠纷。

第二节　汉语医患会话中人际意义研究的启示

目前我国医患纠纷频繁发生并不断升级。紧张的医患关系威胁着医务人员的人身安全，扰乱了医院正常的工作秩序，给整个医疗行业和社会造成了极大的负面影响。构建和谐的就医环境，促进良好的医患沟通是亟待解决的问题。和谐的就医环境和良好的沟通，需要医患双方相互尊重、理解、信任。改善医患关系的途径多样，除了需要健全法律制度约束过激的医闹行为、规范媒体行为引导医患关系健康发展，还需要加强医患的良性沟通，规范语言使用，减少因为语言摩擦引起的医患纠纷。

一、良好的沟通能力

良好的沟通能力是一名合格医生不可缺少的条件和必备技能，它不仅能加强医患之间的信任、理解和合作，而且能有效地减少医患矛盾，是解决医疗纠纷非常有效的途径。良好的沟通能力意味着要具有良好的道德修养、沟通意识、倾听技巧等。鉴于此，本书为医生提出以下建议。

（一）增强道德修养

道德修养在医患沟通中占据最重要位置。在医患的沟通中，医生要充分尊重患者，为患者提供爱心和耐心的就诊服务，努力赢取患者及其家属的尊重和认同。因此医生在会话中应尽量减少使用较强权势语义的语言手段，如减少典型是非问句的使用，减少命令、禁止、要求类祈使句的使用等。赢得患者信赖，建立在双方尊重和信任基础上的会话才能保证诊断和治疗顺利有效地进行。

（二）提高沟通意识

影响个人沟通能力因素中最主要的一点就是，某些医生缺乏沟通意识，思想上不重视医患沟通，甚至错误地认为根本不需要与患者进行沟通，或者根本没时间进行沟通。意识上的错误会导致行为上的错误。良好的医患沟通是诊断和治疗有效进行的保证。

（三）言语沟通包含着情感沟通

沟通的目的，不仅要了解患者的生理症状，也应了解患者的心理状态。因此情感沟通是了解患者心理活动的重要方法。患者既是疾病的载体，也是疾病认识的主体即感受体。了解患者的感受，从患者的感受出发进行沟通和治疗，可以避免会话的机械化和冷漠，能拉近医生和患者的关系，从而赢得患者的信任和认同。

（四）学会倾听

倾听是医患沟通中最基本也是最重要的一项技巧，是发展医患间良好关系最重要的一步。倾听可以让患者感受到尊重，使沟通能够顺利进行。医生在会话中要有足够的耐心、爱心、认真倾听患者的陈述，不要干扰患者对身体症状和内心痛苦的诉说，尤其不可唐突地打断患者的谈话。如果离题太远，可以有礼貌地提醒，可以适当增加开放式问题的使用，给患者更多的空间讲述，提供更多新的信息。认真做好倾听不仅可以对患者进行安慰和鼓励，更有利于全面了解病症和与病症有关的内容，以帮助更有效地治疗。

（五）提高患者素质

患者医学知识的缺乏，是造成沟通障碍的主要原因之一。影响患者沟通的因素很多，如文化程度、民族习惯、性别、年龄等，尤其文化程度差异影响很大。不同文化程度的患者在沟通中的表现差异很大，学历低的患者对医生的信任度很高，学历高的患者对医生的信任度反而很低。鉴于此，医生在会话过程中，尤其是必须阐释医学知识的时候，尽量用浅显易懂的语言，耐心地与患者进行沟通。医生要尽量考虑到患者的年龄、职业、文化程度、社会地位等诸方面因素，根据具体的情况，进行不同的引导，在语言选择上有策略化，不能僵化死板。

二、语言沟通技能

除了以上关于道德修养、沟通意识、倾听技巧等，语言交流技巧是整个医患沟通过程中的关键。在会话中，医生要提高会话的技能，需要注意用词的规范，选择合适的语气形式，增加语言的亲和度。面对患者及其家属提出的信息需求，不能只简单回应。这样容易导致患者对疾病和诊疗过程不理解，认为医生态度冷漠，由此影响了医患关系。具体地看，在语言沟通方面对医生提出以下几点建议。

（一）慎用有标记陈述句

陈述语气是最常选择的语气类型之一。在医患会话中，无标记陈述句使用频数远远超过有标记陈述句。医患会话中有标记陈述句的常用句末语气词有"了""吧""啊""嘛""呢"等。在分析语料后，我们发现医生使用陈述句的句末语气词多表达的是说话者的负面情绪，如"吧"表达无所谓的情绪，"啊""嘛"常带有不厌烦、嫌弃的口气等。带有负面情绪的有标记陈述句的使用会破坏会话的融洽，拉大医生和患者的对话空间，因此医生在会话中要谨慎选择有标记陈述句。

（二）有选择地使用有标记祈使句

祈使句是医生表达人际意义的重要手段之一。无标记祈使句相对于有标记祈使句，其语气强调更高，指令意味更强，也就意味着说话者的权势越高。从语料分析结果看，在医患会话中，医生使用表达"要求"的祈使句的频数最高，这意味着医生通常是要求患者去做或者不做某事，其语气强度较高，仅次于命令，这势必会引起听话者的不悦。总体上看医患会话中有标记祈使句的句末语气词可以消减语气强度，舒缓语气。但有标记祈使句句末语气词语气强度是有差异的，按照语气强度逐渐减弱分别是："了""嘛""啊""哈""吧""呃""噢""哟""呢""好吗"。语气强调高的语气词"了""嘛""啊"使用在祈使句末并没有起到舒缓语气的功能，而是表达了更多负面的个人情绪。例如，"了"和"嘛"在祈使句末，表达了医生明显的不耐烦情绪，催促患者尽快按自己的指令行事；"啊"在祈使句中更多的是医生的催促，带有较强的要求语气，同时它含有责怪口吻。语气强度弱的"吧""呢""好吗"在医患会话中起到了舒缓语气、降低语气强调的功能。因此，在医患会话中，医生要有选择地使用有标记祈使句，使自己的语言能尽可能地避免引起患者的不悦，从而避免医患口角的发生。

（三）增加特指提问的使用频数

疑问语气在医患会话中有着非常重要的地位，也发挥着非常重要的作用。医患会话中，医生使用疑问语气的频数超过了陈述语气，它是医生使用频数最高的语气形式。特指提问是一种开放式提问，它包括对患者一般情况的提问，患者社会情况的提问，对患者症状、病史和治疗的提问等。在医患会话中，特指提问能给患者提供较大的回答空间，这也是尊重患者话语权的一种方式。

（四）增加附加是非问句的使用频数，控制非"吗"是非问句的使用频数

是非问句是一种闭合式提问，它压缩了患者的回答空间，不给患者机会去增加任何新的信息。尤其是，不完整是非问句和非"吗"是非问句的使用，虽然加快了医患间的信息交换，但也使得会话显得机械而冷漠，因此医生对其的使用要减少。但以"好吗""行吗""可以吗""是吧"等结尾的附加是非问句形式，是用问句的形式征求对方的同意，是种委婉的商量和征求意见的问句形式。在会话中医生可以增加附加是非问句的使用频数，以此降低医生的语气强度，消除医患间的冷漠，让交流更充满人情味。

（五）增加正反/反复选择提问

较之是非问句，选择疑问句也限定了回答的范围，需要回答方做出选择并给出肯定或否定的回答，但它为患者提供了更多的回答空间，比是非问句语气委婉，有明显的提议和邀约的功能，能缓和紧张的气氛。当然在医患会话中，我们也发现部分选择问句只是给患者增加了可选项，并没有使会话语气委婉，也没有商量的口吻，尤其是列项选择提问。因此，为了使会话的氛围更融洽，医生应该适当增加正反/反复选择提问。例如，"好不好？""行不行"等，以增强和患者的商量口吻，让患者感觉受到了尊重，医生的权势地位会被减弱，患者也能感受到和医生的平等地位。

（六）疑问语气句末语气词选择要恰当

疑问语气词虽然不是表达疑问语气必须有的，却在会话中占有相当重要的地位。在汉语医患会话中，医生通常使用的问句句末疑问语气词有"吗""吧""呢""啊"。"吗"更多的是负载疑问信息，其感情色彩很弱；"呢"和"啊"在一定程度冲淡了生硬的语气，让语气显得柔和，但其缓和语气的功能还比较弱；"吧"在会话的过程中消减了语气的强度，以商量建议的口吻推进会话的进程，给患者留有余地，起到了缓和语气的作用。医生对疑问语气句末语气词的选择要根据具体的语境考量，尽量选择舒缓效果较明显的语气词如"吧"。

（七）增加疑问语气表达命令功能的隐喻体的使用，减少反问句的使用

通常，隐喻的使用能增大话语对话或商讨空间，增加会话的礼貌程度，但对医患会话这样具有强烈语境依赖性的机构性会话，其隐喻在具体情况下表现的人际意义会有较大差异。当医生用疑问语气体现陈述功能时，疑问的程度增加，使所陈述的信息显得不确定，也使医生显得不自信、犹豫、似乎在试探患者的意见，在某些语境下这种隐喻甚至会隐含着不满、嘲笑等情感；当医生通过疑问语气表达命令功能时，可以使言语具有商讨性和协商性，给患者更多的选择空间，能增加交流的委婉度。附加疑问句是医患会话中非常重要的隐喻形式，它用疑问语气能表达陈述和命令功能。附加疑问句根据语境的差异实现四种语用功能：①信息确认功能；②询问功能；③强调功能；④弱化建议/要求功能。前三种语用功能对医患间融洽沟通起到的作用并不大，重点在第四种即弱化建议/要求功能。弱化后的指令使语气更加委婉、有礼貌。因此，在医患会话中，医生可以尽可能地选择疑问语气表达祈使功能，以拉近医生与患者的距离，使患者感到受到了尊重，增加对医生的信任感，从而较易接受医生的治疗主张。而另一种隐喻体——反问句，它在医患会话中表达的负面情绪比较强，隐含不满和责备的情绪，不利于医生和患者间形成良好的沟通，因此在会话

中要避免使用。此外，医生通过把观点和建议主观化，扩展话语的对话空间，为患者提供更宽松的空间，这样的会话显得委婉而有礼貌，减少了医生在会话中的权势。因此，显性主观化建议和显性主观化命题，是值得医生在会话中加大使用的。医生使用无人称投射句时，虽然强调了自己的观点，但它压缩了可对话空间，减少与患者的协商，构建了一个不对等的对话关系，因此医生要尽可能减少带有义务情态词无人称投射方式的使用。

医患间的沟通不能再是简单的"医生索取信息—患者提供信息—医生再索取信息"和"医生发出指令—患者被动服从指令"的模式。医患间的沟通要兼顾 "生理-心理"模式，医生要充分考虑患者的文化、年龄、民族等个体差异，减少权势语言在会话中的使用，要让医患沟通成为解决医患矛盾的良方。总之，在医患交流中，医生的优势只是其专业知识的优势，并非其地位的优势和权力的优势，因此医生在会话中应根据语境选择适合的语气形式，句末语气词和隐喻体等，提高患者对就诊的满意度，建立良好的医患沟通，从而建立互相尊重、互相信任的和谐医患关系。

第三节　汉语医患会话言语特征研究的反思与展望

一、汉语医患会话言语特征研究的反思

尽管本书以系统功能语法的语气系统为基础，对收集的真实语料进行了系统、深入分析，并对其体现的人际意义作了详细阐释，但因为篇幅和技术手段的限制，仍有不少不足之处，主要体现在以下几方面。

（1）我们在前面对比内科、外科、专科和中医科各问句使用频数时发现，前三个科室的三种主要问句类型的使用标准频数差异不大，唯有中医科的是非问句使用频数与特指问句和选择问句的使用频数差距显著，即在中医科的医患会话中，医生使用是非问句的比例大大高于特指问句和选择问句。中医科因为其学科的特殊性，而呈现了在问句选择上的特别之处，这是非常值得深入研究的特征。但本书对中医科医生语气选择特点及其人际意义表达未展开深入研究。

（2）本书是仅基于功能语法的语气系统对医患会话的人际意义建构进行的研究。实现人际意义的手段是多样的，包括语气、情态、评价和语调等。但本书为了就一个点进行深入的研究，未对其他实现人际意义的重要手段展开研究。

（3）本书收集的语料是随机进行录音采集的，未对会话参与者——医生和患者进行深入的身份调查。影响会话参与者表达人际意义的因素很多，外因如社会地位、文化层次、年龄、性别等，内因如心理状态、性格、爱好等。本书因为取材的困难，未能做到对参与者进行各参数的分别研究。

针对研究的不足之处，在以后的医患会话人际意义研究中，可以进行以下几方面的改进和完善。

（1）深化对中医科的语气选择研究，发现更多的中医科语气选择特征，构建中医科的人际意义表达模型，并把中医科与西医科进行对比，找到中西医患会话在人际意义表达上的异同。

（2）拓展人际意义的研究手段，从情态、评价和音调等多维度地展开对医患会话中人际意义的研究。尽量把每个维度的研究做到详细精密，不浮于表面。在研究中采用更客观、

科学的方法，如利用语音软件、语料库、转录软件等。

（3）对语料的采集应做到细化，分层次、分类别。综合考虑影响会话参与者的各种因素，对会话参与者的社会地位、文化层次、年龄、性别等因素进行分别讨论研究，这样呈现的特征才更详尽、更科学。

二、汉语医患会话言语特征研究的展望

前面我们已经提到"良言一句三冬暖，恶语伤人六月寒"，语言的和谐会激活正性情绪加工，正性的情绪必然会带来良性的影响，而语言的不和谐会激活负性情绪加工，负性情绪会诱发身体疾病，或导致冲突的行为。为了建立良好的医患沟通，减少医患矛盾，避免伤医事件发生，医生就应该具体了解什么样的语言会激活患者的正性情绪，帮助问诊更有效进行；什么样的语言会激活患者的负性情绪，从而诱发疾病或导致冲突的行为。但仅从语言角度的研究，不足以掌握会话中言语激活的情绪加工特征，必须要结合情绪与语言的共同研究才能找到一条更有效更科学的路径，让语言不仅是良好沟通的保证，也是重要的诊疗手段。因此医患会话言语特征的研究应不拘泥于语言学范畴，更深入更本质的研究，需要结合其他学科如心理学、认知神经科学、计算机科学等进行交叉融汇的研究。

人有六种基本情绪——喜悦、惊讶、悲伤、愤怒、厌恶及恐惧。情绪是对客观事物态度的主观体验，主要包括三个方面的内容——生理机制（如皮层、皮层下神经活动等）、主观体验（如喜悦、悲伤和愤怒等），以及外在表现（面部表情、身体姿态、动作等）。情绪既与外周神经活动也与中枢活动相关，因此可从视觉或/和听觉通道给予情绪刺激材料。语言是人类区别于其他动物最独特的认知功能，它能从视觉和听觉通道给予情绪刺激，这使得语言和情绪无论从生理、心理还是行为上都必然联系起来了。

目前国外已经展开了医患沟通和情绪的研究。如得到广泛研究的情绪序列的维罗纳编码定义（Verona Coding Definitions of Emotional Sequences，VR-CoDES-CC）（Del Piccolo，et al.，2009）。VR-CoDES-CC 是对医患交流中，患者表达的情绪线索和忧虑，以及医务工作者的反应进行编码研究。在此编码系统中，情绪线索指言语或非言语的情绪暗示，通常指潜在的或非直接的负性情绪；忧虑指能清楚表达的，没有歧义的负性情绪。医务工作者对患者情绪的反应被划分为直接和非直接两种主要类型，每种又分别包含了减少空间和提供空间两个次级，每个次级通过不同的策略完成。

VR-CoDES-CC 的研究有针对不同患者群和医生或护士间的研究，如针对老年患者和护士间情绪的研究。Annelie 等（2017）以 65 岁以上的老年患者为研究对象，通过VR-CoDES-CC，研究了老年患者和护士间会话时所表达的情绪线索和忧虑，发现老人以含蓄的情绪线索表达为主，护士是主要的情绪激发者。Kale 等（2011）进行了一项实证研究，对比了非西方移民和挪威人在医患交流中的情绪线索和忧虑，发现移民表达的情绪线索和忧虑与其语言的流利程度和医生的性别有直接关系，尤其语言会成为患者情绪波动的重要因素。Grimsbo 等（2012）研究了癌症患者和护士间的电子邮件交流，认为电子邮件可以有效地减少患者的负面情绪。这些研究都为医生和护士怎样去发现患者的负性情绪线索和忧虑，怎样去回应并减轻它们提供了实证研究的支持。

VR-CoDES-CC 的研究也有针对不同病种的研究，如 Zhou 等（2014）通过视频观察了牙科患者的情绪线索和医生对其情绪的回应。Butow 等（2002）研究了癌症患者的满意度

和焦虑，认为患者的满意度和焦虑状态，不会受到医务工作者对情绪线索反应的影响，但 Uitterhoeve 等（2008）认为，护士对情绪线索的反应和患者的满意度呈正相关。

医务工作者对患者情绪线索和忧虑直接反应中，情感策略是其实现提供空间的重要策略之一。情感策略包括确认（对内容和情感的确认）、询问（询问内容和情感）和共情（Del Piccolo et al.，2011）。共情是情感策略研究中的重点，共情在临床运用中被称为"临床共情"，即医务人员具备识别患者情绪状态、对患者情感需求给予及时恰当的回应，以更好地促进临床治疗的一种能力。

VR-CoDES-CC 主要应用于研究患者自己表达的情绪线索和忧虑，并未从会话交流的角度研究医患互动。而我国的姚婷等（2011）也只是通过介绍情绪认知神经机制研究的成果，帮助医务人员加深对情绪认知和调节的认识与理解，并未直接进行针对患者情绪加工的认知神经机制研究。在情绪与语言的研究中，目前更多的是字、词与情绪加工的研究，鲜有会话与情绪加工的研究，即以会话作为刺激材料，观察大脑如何加工情绪的研究。会话不同于字、词，它更富有语境性和社会性，因此研究会话对情绪加工的影响，更具有社会价值，更能指导社会实践。但会话是动态的、复杂的，因此对它的研究也更不容易把握，这就需要科学的研究方法，获得科学、客观的数据来促进研究的深入。效价是依据正负性情绪的分离激活（Revelle & Loftus，1992），关于情绪的 ERP（event-related potential）研究能为我们提供大脑加工情绪刺激的时间信息，fMRI 的研究能为我们提供情绪加工的空间信息。因此，通过 ERP、fMRI 等手段进行的医患会话与情绪加工的研究，能为更深入的医患会话研究提供科学的数据佐证，有着非常重大的学术价值和应用价值。

到目前为止，我国关于医患间会话激发的对患者情绪加工影响的脑机制研究尚是空白，亟待展开以患者为主体，结合医患双方互动的科学实验研究。以患者为研究主体，通过对医患交流的实验研究，找到矛盾激发的科学依据，对缓和医患矛盾，减少医患冲突，避免医患矛盾有着重大的意义。以科学数据为基础，建立医患会话效价语料库，提出可操作的医生问诊会话指南，将对指导高等医学院校学生、指导临床医生有效地进行问诊、和患者建立良好的沟通，起到非常重要的实践指导作用。

参考文献

陈安嫒, 2012. 从会话角度分析医患对话中的社会心理学现象. 西南农业大学学报 (社会科学版), (7): 138-139.

陈德喜, 刘进, 2011. 门诊会话个案中的语用分析——谈格莱斯合作原则的违反及其会话含义. 鸡西大学学报, (1): 122-124.

陈海庆, 郭霄楠, 2011. 医患语篇的会话模式分析. 实用心脑肺血管病杂志, (1): 115-118.

陈海庆, 李慧祯, 2011. 言语行为视阈下医患会话权势不对等关系探析. 中国海洋大学学报 (社会科学版), (4): 89-93.

陈静, 2002. 现代汉语正反问研究. 四川师范大学硕士学位论文.

陈俊芳, 郭雁文, 2005. 汉语疑问语气词的语用功能分析. 中北大学学报 (社会科学版), (6): 65-66.

陈其功, 辛春雷, 2005. 广告英语语篇的人际意义及其体现的劝说功能. 西安外国语学院学报, (3): 7-9.

杜道流, 2005. 现代汉语感叹句研究. 合肥: 安徽大学出版社.

杜道流, 2003. 现代汉语感叹句研究. 安徽大学博士学位论文.

范继淹, 1982. 论介词短语 "在+处所", 语言研究, (1): 71-86.

范文芳, 2000. 英语语气隐喻. 外国语, (4): 29-34.

范文芳, 2001. 语法隐喻理论研究. 北京: 外语教学与研究出版社.

范文芳, 2007. 试论语法隐喻的综合模式. 外语教学, (4): 12-15.

范晓晖, 2006. 医患会话中模糊限制语的语用功能. 西北医学教育, (6): 740-742.

方霁, 1999. 现代汉语祈使句的语用研究. 语文研究, (4): 14-18.

房玉清, 2001. 实用汉语语法. 北京: 北京语言学院出版社.

高丽, 2010. 社会语言学视角下的医患会话. 中国高等医学教育, (11): 120-121.

高名凯, 1986. 汉语语法论. 北京: 商务印书馆.

高文艳, 2012. 医患会话中权势关系之话语分析. 南昌教育学院学报, (7): 169-170.

关敬英, 韦汉, 2007. 附加疑问句在医患门诊沟通中的语用功能探析. 伊犁师范学院学报 (社会科学版), (12): 86-90.

管淑红, 王雅丽, 2006. 有形语篇中无声语言的不对称现象——对英汉招聘广告人际意义的多元文化差异探讨. 外语教学, (2): 11-14.

何伟, 庞云玲, 2008, 报忧类商务英语信函的人际功能研究. 广东外语外贸大学学报, (1): 39-43.

何自然, 1988. 语用学概论. 长沙: 湖南教育出版社.

贺阳, 1992. 试论汉语书面语的语气系统. 中国人民大学学报, (5): 61-68.

侯建波, 2014. 房地产广告的多模态人际意义研究. 中国外语, (4): 48-53.

胡明扬, 1981. 现代语言学的发展趋势. 语言研究, (0): 1-8.

胡壮麟, 1994. 英汉译文语气系统的多层次和多元功能解释. 外国语, (1): 1-7.

胡壮麟, 2005. 系统功能语言学的概率理论. 第九届全国功能语言学研讨会暨首届国际语言评价系统研讨会论文集.

胡壮麟, 2007. 解读韩礼德的 Appliable Linguistics. 四川外语学院学报, （6）: 1-6.

胡壮麟, 2008. 系统功能语言学的社会语言学渊源. 北京科技大学学报（社会科学版）, （2）: 92-97.

胡壮麟, 朱永生, 张德禄, 1989. 系统功能语法概论. 长沙: 湖南教育出版社.

华宏仪, 2004. 感叹句语气结构与表情. 烟台师范学院学报, （1）: 63-68.

黄伯荣, 廖旭东, 2002. 现代汉语, 北京: 高等教育出版社.

黄国文, 1999. 英语语言问题研究. 广州: 中山大学出版社.

黄国营, 1986. "吗"字句用法初探. 语言研究, （3）: 135-139.

黄莹, 2006. 我国政治话语体裁中人际意义的变迁——基于《人民日报》元旦社论的个案研究, 广东外语外贸大学学报, （2）: 42-45.

季红琴, 2011. 《圣经》语言情态的人际意义解读. 外语教学与研究, （2）: 230-238.

康亮芳, 1998. 试论疑问句句末语气助词"呢". 康定学刊, （3）: 27-32.

雷蓓蓓, 张发祥, 2009. 中国医患对话中模糊限制语语用分析. 赤峰学院学报（汉文哲学社会科学版）, （11）: 110-111.

黎锦熙, 1924. 新著国语文法. 北京: 商务印书馆.

李华兵, 2010. 从语气隐喻角度解析广告语篇中的人际意义. 西南大学学报（社会科学版）, （6）: 146-149.

李静, 2004. 临床医用语言在医患关系中的语用规范. 中国高等医学教育, （3）: 54-56.

李宁, 2014. 医患口语语篇中责任情态的人际意义. 沈阳大学学报（社会科学版）, （4）: 542-544.

李艳桃, 2005. 提问在性病患者病史采集中的应用. 卫生职业教育, 23（8）: 61-62.

李宇明, 1997. 疑问标记的复用及标记功能的衰变. 中国语文, （2）: 19-25.

李战子, 2001. 功能语法中的人际意义框架的扩展. 外语研究, （1）: 48-54.

李战子, 2002 a. 话语的人际意义研究. 上海: 上海外语教育出版社.

李战子, 2002 b. 语气作为人际意义的"句法"的几个问题. 外语研究, （4）: 33-39.

梁雪清, 2007. 医患对话中委婉语的礼貌功能. 华夏医学, （5）: 1096-1098.

廖秋忠, 1989. 《语气与情态》评介. 国外语言学, （4）: 157-163.

林茂灿, 2006. 疑问和陈述语气与边界调. 中国语文, （4）: 364-376.

林裕文, 1985. 词汇、语法、修辞. 上海: 上海教育出版社.

刘承宇, 2005. 概念隐喻与人际隐喻级转移的逆向性. 外语教学与研究, （5）: 289-293.

刘复, 1990. 中国文法通论. 上海: 上海书店.

刘林, 2012. 汉语语气词"吧"的人际功能. 语言文字, （12）: 109-111.

刘群, 2010. 医患会话中的合作原则与权势关系. 首都教育学报, 4（12）: 72-74.

刘兴兵, 2008. 中国医患门诊会话的语用研究. 华中师范大学博士学位论文.

刘兴兵, 2009. 医患门诊互动中目的与权势. 外语学刊, （4）: 73-76.

刘兴兵, 等, 2007. 构建医患会话的合作原则. 医学与哲学（人文社会医学版）, （3）: 41-42.

刘英, 2013. 否定系统与语类变体——一项基于英语学术语篇的否定概率研究. 外语与外语教学, （1）: 27-30.

卢星辰, 2010. 医患对话的打断现象分析. 中国科技信息, （17）: 153-154.

卢英顺, 2007. "吧"的语法意义再探. 世界汉语教学, （3）: 79-85.

陆俭明, 1984. 关于现代汉语里的疑问语气词. 中国语文, 5.

陆俭明, 1993. 八十年代中国语法研究. 北京: 商务印书馆.

吕叔湘, 1980. 现代汉语八百词. 北京: 商务印书馆.

吕叔湘, 1982. 中国文法要略. 北京: 商务印书馆.

吕叔湘, 1985. 疑问·肯定·否定. 中国语文, （4）: 241-250.

吕叔湘, 1990. 中国文法要略（吕叔湘文集第一卷）, 北京: 商务印书馆.

吕叔湘, 2009. 语法研究入门, 北京: 商务印书馆.

马建忠, 1983. 北京: 商务印书馆.

马嫣，2013. 认知型情态在商务信函中的人际意义研究. 广东外语外贸大学学报，（4）：52-56.

牛利，2014. 医患门诊会话结构研究. 华中师范大学博士学位论文.

牛利，罗耀华，高晓闻，2014. 医患会话病史询问中医生的问题设计研究. 语言教学与研究，（3）：105-112.

彭飞，2012，汉语对话中"别"类否定祈使句的话语功能研究. 广东外语外贸大学学报，（2）：42-46.

彭宣维，2010. 汉语的介入与级差现象. 当代外语研究，（10）：55-62.

彭宣维，2011. 语言与语言学概论：汉语系统功能语法. 北京：北京大学出版社.

齐沪扬，2002a. 论现代汉语语气系统的建立. 汉语学习，（2）：1-10.

齐沪扬，2002b. 语气词与语气系统. 合肥：安徽教育出版社.

齐沪扬，朱敏，2005. 现代汉语祈使句句末语气词选择性研究. 上海师范大学学报（哲社版），（2）：62-69.

商拓，1998. 汉英祈使语气表达方式比较. 西南民族学院学报（哲社版），（7）：26-30.

邵敬敏，1989. 叹词疑问句语义层面分析. 汉语研究，（2）：18-25.

邵敬敏，1996. 现代汉语反问句研究. 上海：华东师范大学出版社.

邵敬敏，2013. 疑问句的结构类型与反问句的转化关系研究. 汉语学习，（4）：3-10.

石佩雯，1980. 四种句子的语调变化. 语言教学与研究，（2）：71-81.

孙汝建，1999. 句子语气词的选择限制. 南通师范学院学报（哲学社会科学版），（2）：66-71.

孙汝建，2005. 句末语气词的四种语用功能. 南通大学学报，（2）：76-80.

孙锡信，1995. 语气词"呢""哩"考源补述. 湖北大学学报（哲学社会科学版），（6）：69-82.

孙锡信，1999. 近代汉语语气词. 北京：语文出版社.

谭芳，张从益，2010. 汉英感叹标记对比研究. 湖南工程学院学报，（2）：35-38.

陶剑虹，2005. BATHE 方式在医生接诊提问中的实践. 江苏卫生事业管理，（5）：70-71.

王光和，2002. 汉语感叹句形式特点浅析. 贵州大学学报（社会科学版），（5）：85-90.

王晋军，2002. 医生和病人会话中的问句与权势关系. 解放军外国语学院学报，（5）：10-14.

王晋军，2006. 问句的语义功能研究. 广西教育学院学报，（5）：129-132.

王晋军，2010. 汉语机构会话中的问句与权势关系//黄国文. 功能语言学与语篇分析研究. 北京：高等教育出版社：56-61.

王力，1955. 中国语法理论（上册）. 北京：中华书局.

王力，1985. 中国现代语法. 北京：商务印书馆.

王茜，隆娟，王凯鑫，2014. 基于100 例妇科门诊会话语料的医生话语类型及角色特点研. 中国医学伦理学，（1）：27-30.

王茜，严永祥，刘炜，2010. 基于100 例医患会话的社会学分析. 医学与哲学（人文社会医学版），（7）：29-31.

王振华，2003. 介入：言语互动中的一种评价视角. 河南大学博士学位论文.

王治河，1999. 福柯. 长沙：湖南教育出版社.

王宗炎，1985. 语言问题探索. 上海：上海外语教育出版社.

魏在江，2003. 英汉语气隐喻对比研究. 外国语，（4）：46-53.

武宜金，李林子，王晓燕，2010. 从人际功能视角看门诊医患会话的言语特征. 中国医学伦理学，（23）：72-75.

辛志英，黄国文，2010. 系统功能类型学：理论、目标与方法. 外语学刊，（5）：50-55.

邢福义，1991. 汉语里宾语代入现象之观察. 世界汉语教学，（2）：76-84.

熊仲儒，1999. "呢"在疑问句中的意义. 安徽师范大学学报（人文社会科学版），（1）：114-116.

徐晶凝，1998. 语气助词的语气义及其教学探讨. 世界汉语教学，（2）：27-33.

严世清，2002. 论关联理论的隐喻观. 解放军外国语学院学报，（2）：7-11.

严世清，2003. 语法隐喻理论的发展及其理论意义. 外国语，（3）：51-57.

杨才英，2006. 论英语语篇中的人际意义衔接. 西安外语学院学报，（3）：1-5.

杨才英，2009. 论汉语语气词的人际意义. 外国语，（6）：26-32.

杨才英，赵春利，2003. 王力与韩礼德汉语语气观比较研究. 解放军外国语学院学报，（5）：12-15.

杨辰枝子，傅榕赓，2014. 中医门诊医患会话中的沟通障碍点与策略研究. 武汉理工大学学报（社会科学版），（5）：933-938.

杨石乔，2011. 基于语料库的医患第二人称单数指示语对比研究. 大理学院学报，（9）：25-29.

杨晓红，2013. 评价理论视角下的政治演说人际意义分析——以《我有一个梦想》为例. 当代外语研究，（4）：16-20.

杨永龙，2003. 句尾语气词"吗"的语法化过程. 语言科学，（1）：29-37.

姚婷，等，2011. 情绪认知神经机制研究对医患沟通的启示. 医学社会学，（12）：33-42.

于国栋，郭雪颖，2008. "回述"的理论及其运用——医患关系中"回述"现象的会话分析研究. 山西大学学报（哲学社会科学版），（6）：54-58.

余清臣，2015. 教育理论的话语实践——通达教育实践之路. 教育研究，（6）：11-18.

袁传有，2008. 警察讯问语言的人际意义——评价理论之"介入系统"视角. 现代外语，（2）：141-149.

袁毓林，1993. 现代汉语祈使句研究. 北京：北京大学出版社.

张伯江，1993. "N的V"结构的构成. 中国语文，（4）：252-259.

张伯江，1997. 疑问句功能琐议. 中国语文，（2）：104-109.

张德禄，2009. 汉语语气系统的特点. 外国语文，（5）：1-7.

张德禄，雷茜，2013. 语法隐喻研究在中国. 外语教学，（5）：1-6.

张谊生，2000. 现代汉语虚词. 上海：华东师范大学出版社.

章士钊，1990. 中等国文典. 北京：商务印书馆.

赵春利，石定栩，2011. 语气、情态与句子功能类型. 外语教学与研究，（4）：483-500.

郑元会，2005. 话语人际意义的跨文化建构——评《红楼梦》中王熙凤一段会话的英译，解放军外国语学院学报，（3）：71-75.

钟丽君，2010. 奥巴马就职演讲的人际意义分析. 外语学刊，（3）：81-82.

周倩慧，等，2015. 801例医患纠纷第三方调解案例分析与研究. 中国医院管理，（7）：47-49.

朱德熙，2002. 语法讲义. 北京：商务印书馆.

朱晓亚，1994. 现代汉语感叹句初探. 徐州师范学院学报，（2）：124-125.

朱永生，1994. 英语中的语法比喻现象. 外国语，（1）：8-12.

朱永生，2005. 语境动态研究. 北京：北京大学出版社.

朱永生，严世清，2001. 系统功能语言学多维思考. 上海：上海外语教育出版社.

朱媛媛，2011. 医患会话中医生提问的人际功能研究. 西南大学硕士学位论文.

邹云敏，石爱霞，2010. 医生问诊言语打断类型分析——人际功能的视角. 长春工业大学学报（社会科学版），（6）：94-97.

Adams A，Realpe A and Vail L，et al.，2015. How doctors' communication style and race concordance influence African–Caribbean patients when disclosing depression. *Patient Education and Counseling*，online 17 August.

Ainsworth-Vaughn N，1998. Claiming Power in Doctor-patient Talk. New York：Oxford University Press.

Alfreds W，1896. The Elements of English Grammar. Toronto：Copp，Clark Co.

Algeo J，1990. It's a Myth，Innit? Politenessand the English Tag Question//ChristopherRicks and Leonard Michaels. The State of the Language. Berkeley，CA：University of California Press：443-450.

Annelie J S，Hoglander J and Edlund J H，et al.，2017. Oler person's expressions of emotional cues and concers during care visits. Applicaton of the Verona coding definition of emotional sequences（VR-CoDES）in home care. Patient Education and Counseling，（2）：276-282.

Bain L L，1976. Play and intrinsic values in educaiton. Quest，（1）：75-80.

Bales R F，1950. Interaction Process Analysis：a Method for the Study of Small Groups. Addison-Wesley，Cambridge，MA.

Bates B, Bickley, L S & Hoekelman, R A, 1995. Physical Examination and History Taking. Philadelphia: Lippincott.

Beckman H B & Frankel, R M, 1984. The effect of physician behavior on the collection of data. Ann Intern Med, 101, 5: 692-696.

Bednarek M, 2006. Evaluation in Media Discourse: analysis of a Newspaper Corpus. London & New York: Continuum.

Bednarek M, 2007. Polyphony in appraisal: typological and topological prespectives. Linguistics and the Human Sciences, 3（2）: 107-136.

Beisecker A E, 1990. Patient power in doctor-patient communication: what do we know? Health Communication, 2: 105-122.

Berry M, 1981. Systemic linguistics and discourse analysis: amulti-layered approach to exchange structure//Coulthard, Montgamery, studies in Discourse Analysis. London, Boston & Henley: Routledge & Kegan Paul: 120-145.

Bertakis K D, 2009. The influence of gender on the doctor–patient interaction. Patient Education and Counseling, 76: 356-360.

Booth D, 1837. The principles of english grammar. London: Charles Knight and Co.

Boquiren VM, Hack T F and Beaver K, et al., 2015. What do measures of patient satisfaction with the doctor tell us? Patient Education and Counseling, online 10 June.

Boyd E, Heritage, J, 2006. Taking the history: questioning during comprehensive history taking//Heritage, Maynard. Communication in medical care: interaction between primary care physicians and patients. Cambridge: Cambridge University Press.

Branch W T, Arky R A and Woo B, et al., 1991. Teaching medicine as a human experience: a patient–doctor relationship course for faculty and first-year medical students. Ann Intern Med, 114: 482-489.

Brody H, 1992. The Healer's Power. New Haven, CT: Yale University Press.

Brown G, G Yule, 2000. Discourse Analysis. Beijing: Foreign Language Teaching and Research Press.

Butler C, 1996. On the concept of an interpersonal metafunciton in English//Berry M, Bulter C and Fawcett R, et al., Meaning and Choice in Language: Studies J. M. Halliday. Norwood: Ahlex Publishing Corporation.

Byrne P S, Long B E L, 1976. Doctors Talking to Patients. London: HMSO.

Calnan M, 1983. Social networks and patterns of help-seeking behaviour. Sociology of Health and Illness, 17: 25-28.

Cassell E, 1985. Talking with Patients: the Theory of Doctor-patient Communication. Cambridge, MA: MIT Press.

Cassell E, 1997. Doctoring: the Nature of Primary Care Medicine. New York: Oxford University Press.

Cassell J, Huffaker D and Tversky D, et al., 2006. The language of online leadership: gender and youth engagement on the internet. Dev Psychol, 42: 436-449.

Cegala D J, McClure L and Marinelli T. M, et al., 2000. The effects of communication skills training on patients' participation during medical interviews. Patient Education and Counseling, 41（2）: 209-222.

Chaffee L, 1988. Social conflict and alternative mass communications: public art and politics in the service of Spanish-Basque nationalism. European Journal of Political Research, 16（5）: 545-572.

Cimino J, 1993. Generic queries for meeting clinical information needs. Bull Med Libr Assoc, 81: 195-206.

Cordella M, 2004. Dynamic consultation a discourse analytical study of doctor-patient communication. Amsterdam/Philadelphia: John Benjamins Publishing Company.

Coulthard M, 1992. Advances in spoken discourse analysis. London & New York: Routledge.

Del Piccolo L, Finset A, Zimmermann C, 2009. Verona coding definitions of emotional sequences（VR-CoDES）. Cues and concerns manual. http: //www. each. eu.

Dik Simon, 1997. The theory of functional grammar. Berlin & New York: Mouton de GruyterDunn.

Dillon J T, 1990. The practice of questioning. London: Routlege.

Dino A, Reysen S, Branscombe N R, 2009. Online interactions between group members who differ in status. J Lang Soc Psychol, 28: 85-93.

Dorr D A, Tran H, Gorman P, Wilcox A B, 2006. Information needs of nurse care managers. AMIA Annu Symp Proc, 913.

Edmondson W, 1981. Spoken discourse: a Model for Analysis. London: Longman.

Eggins S, Slade D, 1997. Analysing casual conversation. London: Cassell.

Eijk M, Nijhuis F A P and Faber M J, et al., 2013. Moving from physician-centered care towards patient-centered care for Parkinson's disease patients. Parkinsonism & Related Disorders, 19 (11): 923-927.

Elstein A S, Shulman L S, Sprafka S A, 1978. Medical problem solving: an analysis of clinical reasoning. Cambridge, MA: Harvard University Press.

Elwyn G, Edwards, Wensing M, et al., 2003. Shared decision making: developing the OPTION scale formeasuring patient involvement. Quality & Safety in Health Care. 12 (2): 93-99.

Ely J W, Osheroff J A, Gorman P N, et al., 2000. A taxonomy of generic clinical questions: classification study. Br Med Journal, 321 (7258): 429-432.

Ely J W, Osheroff, J A, Ebell M H, et al., 1999. Analysis of questions asked by family doctors regarding patient care. Br Med Journal, 319 (7206): 358-361.

Ely J, Osheroff J, Chambliss M, et al., 2005. Answering physicians' clinical questions: obstacles and potential solutions. Journal of the American Medical Informatics Association, 1: 217-224.

Ely J, Osheroff J, Ebell M, et al., 2002. Obstacles to answering doctors' questions about patient care with evidence: qualitative study. British Medical Journal, 324: 710-713.

Fairclough N, 1989. Language and power. London /New York: Longman.

Fan Wenfang, 2001. A systemic functional approach to grammatical metaphor. Beijing: Foreign Language Teaching and Research Press.

Fasold R, 2000. The sociolinguistics of language. Beijing: Foreign Language Teaching and Research Press.

Firth J R, 1957. Papers in linguistics 1934-1951. London: Oxford University Press.

Fowler R, 1979. Language and control. London: Routledge & Kegan Paul.

Francis V, Korsch B M, Morris M J, 1969. Gaps in doctor-patient communication-patients' response to medical advice. The New England Journal of Medicine, 280: 535-540.

Frankel R, 1979. Talking in interviews: a dispreference for patient-initiated questions in physician-patient encounters//Psathas. Everyday Language: studies in Ethnomethodology. New York: Irvington: 231-262.

Frankel R, 1984. From sentence to sequence: understanding the medical encounter through microinteractional analysis. Discourse Processes, 7: 135-170.

Frankel R, 1990. Talking in interviews: a dispreference for patient-initiated questions in physician-patient encounter//Psathas. Interaction Competence. Washington DC: University Press of America, 231-262.

Freemon B, Negrete VF, Davis M, et al., 1971. Gaps in doctor-patient communication: doctor-patient interaction analysis. Pediatric Research, 5: 298-311.

Garling P, 2008. Final report of the special commission of inquiry: acute care in NSW public hospitals. Sydney: special commission of inquiry: acute care services in New South Wales public hospitals.

Gee J P, 1999. An introduction on discourse analysis: theory and method. London: Routledge Press.

Gibson D, 2007. Sequence organization in interaction: a primer in conversation analysis. Contemporary Sociology, 37 (1): 73-74.

Graber M A, et al., 2008. Answering clinical questions in the ED. Am Journal Emerg Med, 26, 144-147.

Graesser A C, Lang K, Horgan D A, 1988. Taxonomy for question generation. Questioning Exchange, 2: 3-15.

Greene M G，et al.，1994. Older patient satisfaction with communication during an initial medical encounter. Social Science & Medicine，38（9）：1279-1288.

Grimsbo G H，Ruland C M，Finset A，2012. Cancer patients' expressions of emotional cues and concerns and oncology nurses' responses，in an online patient-nurse communication service. Patient Education and Counseling，88：36-43.

Halliday M A K，1956. Grammatical categories in modern Chinese. Transactions of the Philological Society，55（1）：177-224.

Halliday M A K，1961. Categories of the theory of grammar. Word，17：241-292.

Halliday M A K，1968. Notes on transitivity and theme in English：Part III. Journal of Linguistics，4（2）：179-215.

Halliday M A K，1978. Language as social semiotic：the social interpretation of language and meaning. London：Edward Arnold.

Halliday M A K，1985. An Introduction to Functional Grammar. London：Arnold.

Halliday M A K，1991a. Towards probalilistic interpretations//Halliday，Webster. Computational and Quantitative Studies. London：Continuum.

Halliday M A K，1991b. Corpus studies and probabilistic grammar//Aijmer et al. English Corpus Linguistics. London：Continuum.

Halliday M A K，1993. Quantitative studies and probabilities in grammar//Halliday，Webster. Computational and quantitative studies. London：Continuum.

Halliday M A K，2008. Working with meaning：towards an appliable linguistics//Webster. Meaning in context：strategies for implementing intelligent applications of language studies. London：Continuum：7-23.

Halliday M A K，Matthiessen C M I M，2008. An introduction to functional grammar. Beijing：Foreign Language Teaching and Research Press.

Halliday M A K，Matthiessen C M I M，2004. An introduction to functional grammar. London：Arnol.

Halliday M A K.，Matthiessen C M I M，1999. Construing experience through meaning：a language-based approach to cognition. London：Cassell.

Halliday M A K，McIntosh A，1966. Some notes on 'deep' grammar. Journal of Linguistics，2：110-118.

Han K S，Song Y I，Kim S B，et al.，2007. Answer extraction and ranking strategies for definitional question answering using linguistic features and definition terminology. Information Processing and Management，43：353-364.

Harmsen J A M，2003. When cultures meet in medical practice. Unpublished Doctorial Dissertation，Erasmus University.

Have P ten，1990. Methodological issues in conversation analysis. Bulletin de Methodologie Sociologique. Retrieved from http：//www. pscw. uva. nl/emca/mica. htm.

Haynes R B，McKibbon K A，Kanani R，1996. Systematic review of randomized trials of interventions to assist patients to follow prescriptions for medications. Lancet，34：383-386.

He J W，2014. The doctor-patient relationship，defensive medicine and overprescription in Chinese public hospitals：evidence from a cross-sectional survey in Shenzhen city. Social Science & Medicine，123：64-71.

Heritage J，Clayman S，2010. Talk in action：interactions，identities，and institutions. Hong Kong：Wiley-Blackwell.

Heritage J，Robinson J D，2006. The structure of patients' presenting concerns：physicians' opening questions. Health Commun，19：89-102.

Holmes J，1992. An introduction to sociolinguistics. London：Longman.

Hood S，Martin J R，2007. Invoking attitude：the play of graduation in appraising discourse//Hasan，Matthiessen & Webster，Continuing discourse on language：a functional perspective. London：Equinox：739-764.

Huddleston R，Pullum G，2002. The cambridge grammar of the English language. London：CUP.

Hultgren A K，Cameron D，2010. Questions，control and customer care in telephone call centre interaction//Ehrlich & Freed. Why do you ask? The functions of questions in institutional discourse. New York：Oxford University Press.

Ibrahim Y，2001. Doctor and patient questions as a measure of doctor-centredness in UAE hospitals. English for Special Purposes，20：331-344.

Jefferson G，1974. Error correction as an interactional resource. Language in Society，3（2）：181-199.

Jensen B V，Schou J V and Johannesen H H，et al.，2010. Cetuximab every second week with irinotecan in patients with metastatic colorectal cancer refractory to 5-FU，oxaliplatin，and irinotecan：KRAS mutation status and efficacy. Journal of Clinical Oncology，28（15）：3573.

Jespersen O，1924. The philosophy of grammar. London：Geogre Allen & Unwin.

Jurafsk D，2003. Probabilistic modeling in psycholinguistics：linguistic comprehension and production//Bob R，et al. Probabilitistic Linguistics. Mass：MIT Press.

Kale E，Finset A，Eikeland H L，et al.，2011. Emotional cues and concerns in hospital encunters with non-Western immigrants as compared with Norwegians：an exploratory study. Patient Education and Counseling，84：325-331.

Kassirer J P，Gorry G A，1978. Clinical problem solving：a behavioral analysis. Ann Intern Med，89（2）：245-255.

Katz M G，Jacobson T A，Veledar E，et al.，2007. Patient literacy and question-asking behavior during the medical encounter：a mixed-methods analysis. J Gen Intern Med，22：782.

Kern D E，Grayson M and Barker L R，et al.，1989. Residency training in interviewing skills and the psychosocial domain of medical practice. J Gen Intern Med，4：421-431.

Kleinman A，1978. Clinical relevance of anthropological and cross-cultural research：concepts and strategies. Am J Psychiat，135：427-431.

KochmanT，1981. Black and White styles in conflict. Chicago：The University of Chicago Press.

Kolomiyets O，Moens M F，2011. Survey on question answering technology from an information retrieval perspective. Information Sciences，181（24）：5412-5434.

Kucuktepe C，2010. Examination of question types used by elementary school teachers ın the process of teaching and learning. Innovation and Creativity in Education，2（2）：5190-5195.

Lakoff G，Johnson M，1980. Metaphors we live by. Chicago/ London：The Univer sity of Chicago Press.

Laveist T A，Nuru-Jeter A，2002. Is doctor–patient race concordance associated with greater satisfaction with care? J Health Soc Behav，4：296-306.

Lee C W，Shih C W，Day M Y，et al.，2005. Perspectives on Chinese question answering systems. http：//www. researchgate. net/publication/228540279_Perspectives_on_Chinese_Question_Answering_Systems.

Levinson S C，1983. Pragmatics. Cambridge，England：Cambridge University Press.

Li C N，Thompson S A，1981. Mandarin Chinese：a Functional reference grammar. University of California Press.

Liu X C，Rohrer W，Luo A，et al.，2015. Doctor-patient communication skills training in mainland China：a systematic review of the literature. Patient Education and Counseling，9：3-14.

Macdonald E，2004. Fundamentals of good communication//Macdonald E. Difficult conversations in medicine. Oxford University Press：New York.

Martin J，1985. Process and text：two aspects of human semiosis//Benson，Greaves. Systemic perspectives on discourse. New Jersy：Ablex：248-274.

Martin J，1992. English text：system and structure. Amsterdam：John Benjamins Publishing.

Martin J，2000. Beyond exchange：appraisal systems in English//Hunston S & Thompson G. Evaluation in text：

authorial stance and the construction of discourse. Oxford：Oxford University Press：142-175.

Martin J，White P，2005. The Language of evaluation：appraisal in English. London：palgrave macmilian.

Maseide P，1991. Possibly abusive，often benign，and always necessary：on power and domination in medical practice. Sociology of Health and Illness，13（4）：545-561.

McMullen C K，Safford M M，Bosworth H B，et al.，2015. Patient-centered priorities for improving medication management and adherence. Patient Education and Counseling，98（1）：102-110.

Meadors J D，Murray C B，2015. Doctor–patient interaction in the west：psychosocial aspects//Smelser N J，Baltes P B. International encyclopedia of the social & behavioral sciences(second edition). Elsevier：613-619.

Meeuwesen L，Tromp F，Schouten B C，et al.，2007. Cultural differences in managing information during medical interaction：how does the physician get a clue? Patient Education and Counseling，67：183-190.

Mishler E G，1984. The discourse of medicine：dialects of medical interviews. Norwood，NJ：Ablex.

Murray-Garcı´a J L，Selby J，Schmittdiel J，et al.，2000. Racial and ethnic differences in a patient survey：patients' values，ratings，and reports regarding physician primary care performance in a large health maintenance organization. Med Care，38：300-310.

Nofsinger R E，1991. Everyday conversation. London：SAGE Publications. Inc.

O'Keefe，M，2001. Should parents assess the interpersonal skills of doctors who treat their children：a literature review. Journal of Pediatrics & Child Health，37（6），531-538.

Ong L M L，DeHaes J C J M，Hoos A，et al.，1995. Doctor–patient communication：a review of the literature. Soc Sci Med，40：903-918.

Palmer F R，1990. Modality and the English modals. London：Longman.

Paternotter E，Dulmen S V，Lee N V，et al.，2015. Factors influencing intercultural doctor–patient communication：a realist review. Patient Education and Counseling，98（4）：420-445.

Penn N E，Kar A，Kramer J，et al.，1995. Panel VI：ethnic minorities，health care systems，and behavior. Health Psychol，14：641-646.

Perkins M R，1983. Modal expressions in English. Norwood：Ablex Publishing Corporation.

Philips A L，Kumar D，Patel S，et al.，2014. Using text messages to improve patient–doctor communication among racial and ethnic minority adults：an innovative solution to increase influenza vaccinations. Preventive Medicine，69：117-119.

Pilnick A，Hindmarsh J，Gill V T，2009. Beyond 'doctor and patient'：developments in the study of healthcare interactions. Sociology of Health & Illness，31：787-940.

Poynton C，1985. Language and gender：making the difference. Cambridge University Press.

Psathas G，1995. Conversation analysis：the Study of talk- in- interaction. Thousand Oaks，London，New Delhi：Sage Publication.

Quirk R，Greenbaum S，Leech G，et al.，1985. A comprehensive grammar of the English language. London：Longman.

Ramirez A G，2003. Consumer-provider communication research with special populations. Patient Educ Couns，50：51-54.

Ravelli L，1988. GM：an initial analysis//Erich H St Einer et al. Pragmatics，Discourse and Text. Norwood，N. J.：Ablex.

Ray S K，Singh S，Joshi B P，2010. A semantic approach for question classification using WordNet and Wikipedia. Pattern Recognition Letters，31：1935-1943.

Revelle W，Loftus D A，1992. The implications of arousal effects for the study of affect and memory//Christianson S. Ed. The handbook of emotion and memory. Hillsdale：Lawrence Erlbaum Associates：113-150.

Robinson J D，Heritage J，2006. Physicians' opening questions and patients' satisfaction. Patient Education and

Counseling, 60: 279-285.

Robinson J D, Heritage J, 2006. The structure of patients' presenting concerns: physicians' opening questions. Health Communication, 19（2）: 89-102.

Rollnick S, Miller W R, Butler C C, 2008. Motivational interviewing in health care. Guilford Press: New York.

Roter D L, 1977. Patient participation in the patient–provider interaction: the effects of patient question asking on the quality of interaction, satisfaction and compliance. Health Educ Behavior, 5: 281.

Roter D L, Hall J A, 1992. Doctors talking with patients/patients talking with doctors. Westport: Auburn House.

Roter D L, Hall J A, 2004. Physician gender and patient centered communication: a critical review of empirical research. Annual Review of Public Health, 25: 497-519.

Roter D L, Hall J A, 2006. Doctors talking with patients/patients talking with doctors: improving communication in medical visits. London: Praeger Publishers.

Roter D L, Stweart M, 1989. Communicating with patients. Newbury Park, CA: SAGE.

Rudd R E, Moeykens B A, Colton T C, 1999. Health and literacy: a review of medical and public health literature. New York: Jossey-Bass.

Sacks H, Schegloff A, Jefferson G A, 1974. A simplest systematic for the organization of turn-taking for conversation. Language, 50（4）: 696-735.

Sadock J, Wicky A Z, 1985. Speech act distinctions in syntax//Shopen T. Language typology and syntactic description: clause structure（Vol.1）. Cambridge: CUP: 155-196.

Saha S, et al., 1999. Patient-physician racial concordance and the perceived quality and use of health care. Arch Intern Med, 159: 997-1004.

Sakai E Y, Carpenter B D, 2010. Linguistic features of power dynamics in triadic dementia diagnostic conversations. Patient Education and Counseling, 85（2）: 295-298.

Sarangi S, Coulthard M, 2000. Discourse and social life. London: Pearson.

Schegloff E A, Jefferson G, Sacks H, 1977. The preference for self- correction in the organization of repair in conversation. Language, 53: 361-382.

Schouten B C, 2007. Cultural diversity in patient participation: the influence of patients' characteristics and doctors' communicative behavior. Patient Education and Counseling, 67: 214-223.

Schouten B C, Meeuwesen L, 2006. Culture and medical communication: a review of the literature. Patient Educ Couns, 64: 21-34.

Scott S, 2008. The history of Englaish: a linguistic introduction. Washington: Wardja Press.

Shorter E, 1985. Doctors and their Patients. New Brunswick: Transaction Publishers.

Silverman D, 1987. Communication and medical practice: social relations in the clinic. London: Sage Publications.

Sinclair J M, Coulthard M, 1975. Towards an analysis of discourse: the English used by teachers and pupils. Oxford: Oxford University Press.

Skelton J R, Wearn A M, Hobbs F R, 2002. "I" and "we": a concordancing analysis of how doctors and patients use first person pronouns in primary care consultations. Family Practice, 19（5）: 484-488.

Slade D, 2008. Emergency communication: the discursive challenges facing emergency clinicians and patients in hospital emergency departments. Discourse & Communication, 2: 271.

Slade D, 2011. Communicating in hospital emergency departments. Retrieved from http: //www. researchgate. net/publication/236215830_Communicating_in_hospital_emergency_departments.

Smith C, Meeking D, 2008. How to succeed at the medical interview. Blackwell Publishing: Main Street.

Smith R C, 1998. Effectiveness of intensive training for residents in interviewing skills. Ann Intern Med, 128: 118-126.

Stenstrom A B, 1984. Questions and responses in English conversation. CWK Gleerup, 59（2）: 296.

Stivers T，Heritage J，2001. Breaking the sequential mould：answering "more than the question" during comprehensive history taking. Text & Talk，21：151-185.

Stivers T，Majid A，2007. Questioning children：interactional evidence of implicit bias inmedical interviews. Social Psychology Quarterly，70（4）：424-441.

Stoeckle J D，Billings J A，1987. A history of history-taking：the medical interview. Journal of General Internal Medicine，2：119-127.

Street R L，1991. Information-giving in medical consultations：the influence of patients' communicative styles and personal characteristics. Soc. Sci. Med. 32：541.

Stuart M R，Lieberman J A，1986. The fifteen minute hour：applied psychotherapy for the primary care physician. Families，Systems and Health：The Journal of Collaborative Family Healthcare，4：483-487.

Sundquist J，1995. Ethnicity，social class and health. A population-based study on the influence of social factors on self-reported illness in 223 Latin American refugees，333 Finnish and 126 South European labour migrants and 841 Swedish controls. Social Science & Medicine，40（6）：777-787.

Ten Have P，1991. Talk and institution：A reconsideration of the "asymmetry" of doctor-patient interaction//Boden D，Zimmerman D H. Talk and social structure：studies in ethnomethodology and conversation analysis. Cambridge：Polity Press.

Terol R M，Martínez-Barco P，Palomar M，2007. A knowledge based method for the medical question answering problem. Computers in Biology and Medicine，37：1511-1521.

Thompson G，1996. Introducing functional grammar. New York：St. Martin's Press Inc.

Thompson G，2000. Introducing functional grammar. Beijing：Foreign Language Teaching and Research Press.

Thompson G，2004. Introducing functional grammar. London：Arnold.

Thompson S A，2002. "Objet complements" and conversation：towards a realistic account. Studies in Language，26：125-164.

Tsimtsiou Z，Kirana P S，Hatzichristou D，2014. Determinants of patients' attitudes toward patient-centered care：A cross-sectional study in Greece. Patient Education and Counseling，97（3）：391-395.

Tsui A，1991. The interpenetration of language as code and language as behavior：a description of evaluative statements//Ventola E. Functional and systemic linguistics：approaches and uses. Berlin，New York：Mouton：193-212.

Wang B W，2013. Doctor-patient communication starts from medical students. Journal of Medical Colleges of PLA，28（4）：248-251.

West C，1984. Questions and answers between doctors and patients//West C. Routine complications：troubles with talk between doctors and patients. Bloomington：Indiana University Press：71-96.

White P R R，2012. Exploring the axiological workings of "reporter voice" news stories：attribution and attitudinal positioning. Discourse，Context & Media，Special Edition：Analyzing the View From Nowhere：Discursive Approaches to Journalistic Stance，1：57-67.

Wu H，2015. Quality of doctor-patient relationship in patients with high somatic symptom severity in China. Complementary Therapies in Medicine，23：23-31.

Xuang X，Lin J，Demner-Fushman D，2006. Evaluation of PICO as a knowledge representation for clinical questions. Annual Symposium of the American Medical Informatics Association：359-363.

Yu H，2006. Towards answering biological questions with experimental evidence：automatically identifying text that summarize image content in full-text articles. American Medical Informatics Association：834-838.

Zweigenbaum P，2003. Question answering in biomedicine. Proceedings of the workshop on natural language processing for question answering. Budapest.

Zweigenbaum P，2005. Question-answering for biomedicine：methods and state of the art. MIE Workshop，40（3）：236-251.

附录一

转写符号说明表

符号	文字	说明
[]	重叠	括号内表示会话双方话语重叠
（ns）	沉默	括号内数字是沉默的时间，时间单位用秒"s"表示
…	丢失的会话	省略号表示部分内容在转写中丢失
::	声音延长	冒号表示其前面的语音被拖长
—	强调	下划线表示强调
.h	呼吸	"h"表示可以听到的呼吸声，"h"越多，表示呼吸声越长
((xxx))	解释	双括号内的内容为听到的现象而非看到的现象，如咳嗽声、笑声
(xxx)	备用的语言	单括号内的内容表示转写中不确定的语言
-	声音中断	破折号表示突然的声音中断
=	占有	等号表示相邻会话间没有停顿和空隙
↑	升调	说话的声调升高
医		医生
患		患者

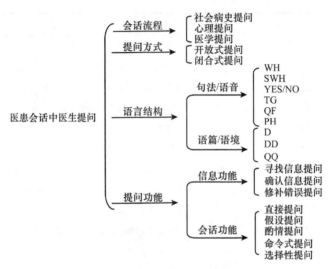

图 2-1　医患会话中医生提问类型

表 4-8　医患会话中医生陈述语气选择分布特征

类型	句末语气词	频数
无标记		660（80.88%）
有标记	了	50
	吧	16
	嘛	12
	呢	10
	啊	9
	哈	32
	噢	21
	撒、呃、哟	6
合计		816

表 4-14　医患会话中医生肯定祈使句和否定祈使句语气频数对比

肯定祈使句	频数	否定祈使句	频数
命令	1	禁止	15
要求	373	批评	2
建议	127	劝阻	26
叮嘱	5	提醒	6
请求	0	安慰	0
哀求	0	乞免	0

表 4-17　医患会话中有标记祈使句句末语气词分布特征

句末语气词	频数	比率/%
了	41	24.85
嘛	16	9.70
啊	14	8.48
哈	40	24.24
吧	25	15.15
呃	5	3.03
哟	1	0.61
噢	17	10.30
呢	4	2.42
好吗	2	1.21
合计	165	100

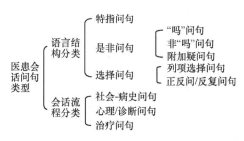

图 5-8　汉语医患会话的问句类型

表 5-9　医生特指提问类型

医生特指提问	实例
患病一般情况提问	你怎么不好？看哪里？哪里不舒服？
患者社会情况提问	住在哪里？你什么工作？你今年多大年纪？
症状提问	觉得是一种什么样的疼的感觉？肚子胀的怎么样？昏好久了？一般你这个疼痛剧烈持续最长的时间大约持续多久？
病史提问	原来得过什么病？长了有几年了？对什么药过敏吗？当初是为什么住院？
治疗提问	那个擦的药，复方××软膏还有几盒？这次给你开多久的药？你现在吃什么药？

表 5-10　患者特指提问类型

患者特指提问	实例
病因提问	一般是什么引起过敏？焦虑都会是什么引导的？我这腰疼是怎么回事啊？
医学知识提问	稳定值是什么意思？　神经性皮炎是什么？
治疗提问	一天几次呢？我什么时候还来看？那个药贴几天？哪些水果可以吃？

表 5-11　医生是非提问类型

医生是非提问	实例
患病一般情况提问	平时吃饭好吗？原来在家里做家务做得多吧？月经又来了？叫蔡小梅，是吧？
症状提问	现在还胸闷吗？痰不黄了吧？这地方疼？腰疼也比较厉害，是吧？
病史提问	你在做透析吗？手指没有痛过吧？以前也起过？当时在我们这治的给你诊断的是焦虑抑郁，是吧？
诊断提问	你这个是个慢性病，知道吧？实际上这就是一个干硬阴虚火旺，知道了吗？现在看不像阑尾炎，好吧？
治疗提问	吃的药都有吗？开5盒药膏？如果实在好不了，还得考虑手术呢，好吧？

表 5-12　患者是非提问类型

患者是非提问	实例
病因提问	这个与肾功能衰竭没得关系吧？家务活也要损坏啊？ 跟血糖还有关系呢？
诊断提问	神经性皮炎？但是我检查几个月了都说不是荨麻疹的嘛？
治疗提问	不打针吗？手术切了？那手术的话有可能瘢痕吧？布洛芬长期吃，是吧？

表 5-13　医生选择提问类型

医生选择提问	实例
症状提问	有时候喝酒后呼吸出现这情况，是不是？手麻脚麻有没有，脖子疼不疼？其他还有感觉没有？有没有心烦，心急，坐不住？犯酸水不？我就问你到底是剧痛还是酸痛？那鼻子出血量多不？
病史提问	最近有没有感冒？经不经常过敏？你是不是平常有便秘，大便习惯不好这些情况？以前有过这种症状没？有糖尿病没有？平时经常感冒不？
治疗提问	我开的药，上次开的还有没有？今天要勇敢点，要给你打针，怕不怕？发现了就做了，听懂了没？查个血看有没细菌感染？你看今天查不查？开上五盒还是三盒？

表 5-14　患者选择提问类型

患者选择提问	实例
病因提问	那跟这病有没关系？是不是我以前做过油漆，有影响没有？它跟湿度大了有关系没有？
诊断提问	那个疝气会不会影响到这块疼呀？是不是简称毛囊炎？是不是肿了？我这个会不会是风湿？有没有可能长到大脑里？那不同医院的检测结果一样不？

附录三

会 话 语 料

（一）

01 医：怎么不好？

02 患：我脚风湿。

03 医：原来诊断过的吗↑？

04 患：没有诊断过的。

05 医：那你直接说啥子↑症状。

06 患：看↑嘛，就是脚拖不起，痛。

07 医：哪些地方痛？

（2）

08 医：两个膝盖痛？

09 患：嗯::，两个膝盖痛。

10 医：还有呢::↑？哪些地方痛？

11 患：这里，

（2）

12 患：两个腿痛。

13 医：还有呢↑？

14 患：其他没有了。

15 医：痛了好久了？

16 患：也::，痛了2、3个月了。

17 医：肿不肿，关节↑？

18 患：肿过一回了，那是[前年]

19 医：[你要]抽血查查，另外要照个片。

20 患：那今天拿不到结果哟↑？

21 医：嗯::，有可能拿不到。

（4）

22 医：抽血，顺便查个肝功吧，可以吗↑？

23 患：可以。

24 医：肝功、肾功这些。

（5）（（写检查单））

25 医：没有吃早饭撒↑？

26 患：没有。

27 医：有糖尿病没有↑？

28 患：没得。

　　（5）（（打印检查单））

29 医：手指没有痛过哈？

30 患：啊↑？

31 医：手指没有痛过吧↑？

32 患：没有。

33 医：走起路"嗒"不"嗒"的响？

34 患：哪个↑？

35 医：那个走起路，这个腿响不响↑？

36 患：走起路要偏，偏偏倒倒的，没有力。

37 医：那你尿要不要复查一下↑？

　　（2）

38 医：上次尿有点问题。

39 患：查个嘛，查个嘛。

40 医：有冠心病，还有::

41 患：酒精肝。

42 医：酒精肝，原来肝炎病毒查过的撒↑？

43 患：肝炎病毒没查过。

44 医：没查过啊↑！

45 患：嗯，就是查了这个，

　　（4）（（翻以前检查单给医生看））

46 患：这个是不是查的肝功？

47 医：这是查的肝功，

48 医：呃::，LT，

　　（3）（（医生看患者以前检查单））

49 医：这是，复查的结果，这是照片的，那是::抽血的，哦::，抽血和查尿。

50 患：结果出来了就来找你？

51 医：结果今天出来了就来找我，今天出不来就星期二来。

52 患：呃，好的。

　　（二）

01 医：×××，是吧？。

02 患：嗯

03 医：好，来。看哪里？

04 患：全身都肿了。

07 医：化验单有吗↑？

08 患：有，是我自己去检查的。

09 医：关节肿过吗↑，都=？

10 患：=肿过。

11 医：肿过痛了有多久了？

12 患：可能前前后后 8、9 年时间了。

13 医：<u>8、9 年了</u>。

14 患：一直照风湿嘛个在看。看了后，吃了任何药都没有起作用。

（2）

14 患：<u>都没有起作用</u>。原来是对称性的肿，现在是每个关节都疼痛。膝关节啊↑，手关节啊↑，连这个<u>小指母端</u>都痛过。

（1.5）

14 患：啊::，啊都痛过。关节原来不红肿，现在要红肿了。我来先去做了个检查。

15 医：你这样做得很好，带过来我们一看就清楚，也省得再<u>重复</u>化验了。

（2）

15 医：嗯，双手，哪边肿过呢？

16 患：<u>都肿过</u>。

17 医：<u>都</u>↑<u>肿过</u>。

（2）

15 医：这些肿过没有？

19 患：<u>肿过</u>，<u>都</u>↑<u>肿过</u>。

19 医：现在看着还可以，现在不怎么肿。

20 患：如果说我不吃——，我每天在吃芬必得，没得办法的，不吃难受，芬必得吃了后它炎就消了。特别是<u>膝关节</u>，这个关节疼得厉害。基本上全身的关节，肩啊↑，都痛过。

（4）（（医生写病历））

21 医：你这种情况，没有达到那种类风湿关节炎那种情况。这种我们把它叫作转移性关节炎，关节痛，对你不会有大的影响，只是说平常避免潮湿、寒冷，再适当地用些药。你说的那个芬必得你是在吃，是吗↑？

（2）

21 医：那个只是在痛的情况下吃，不能说你每天都痛都吃。这几天气候变化了，又痛了，临时吃几天。还有:: 放在饭后吃，因为那个空着肚子吃伤胃。嗯::，放在饭后吃，不痛了，就不要...。为了不要痛，我每天都要吃，<u>不行的</u>，那<u>会把人吃坏的</u>啊↑。我今天再给你加一点中成药，帮助减轻点痛。然后如果痛得厉害，芬必得自己加上一颗，放在饭后吃，啊↑。然后症状缓解了就不吃。

22 患：现在感觉吃那个芬必得的作用不太大了，因为好多年了，我一直都吃这个。它也不感觉难受了，但现在感觉它捏起来有那种<u>僵</u>的感觉，有点<u>麻木</u>了，<u>僵</u>的感觉。看嘛。

（3）

22 患：该检查下，<u>这个手</u>。

23 医：不用检查，该查的都查了呗::。

24 患：没有其他的情况↑？

25 医：呃。

26 患：没有其他的反应↑？

26 医：呃。

27 患：我担心会有其他的…=

28 医：=没有更多的情况。

29 患：因为都8、9年了。它跟湿度大了有关系没有↑？空气的湿度↑？

30 医：和湿度大了有关系。

31 患：那就先吃一点。

32 医：你慢走哈，在家里多保重哈，休息很重要哈。

34 患：谢谢你。

（三）

01 医：来，情况咋样？

02 患：我看过。

03 医：嗯。

04 患：去年我看过。嗯::，给开了两个药，但是不明显。

07 医：是不是手脚心发热↑？

08 患：我估计我…，我感觉到是有点手心，脚心没感觉出来，手心有点热。

09 医：对，现在白天…

10 患：头有时候干，特别夜间有点干。

11 医：对::，就是这个方子还是对的。

12 患：是吧↑？

13 医：就是这两个药你还要继续吃。

14 患：嗯::，不是，本来我上次=

15 医：=吃到一定程度才能减轻。因为她当时没有吃汤药，她不想吃汤药。其实吃上汤药能好的多::。

（2）

你能熬中药汤吃吗↑？

16 患：我熬中药也是在外面人家熬。

17 医：你觉得熬中药…

19 患：我觉得吃中药，喝水喝得太多。（（笑））

19 医：舌头伸出来。

（3）

像她这个情况的话，如果是吃汤药，咱们就把活血化瘀的药给她吃上。现在我加不上，只能吃这个（丹尽逍遥胶囊）和（紫米帝皇丸）。（（对记病历的医生说））

20 患：那吃汤药快得很吗↑？

21 医：嗯::，你现在就是失眠多梦，那我再给你加上一个，加上（复黄丹参叠丸）吗↑？

22 患：没有，我在外面买的。

23 医：你到外面买一个（复黄丹参叠丸）。就是你吃不成成药，你还得吃这个药，这个药是很合适的。

24 患：这个药还要继续吃↑？

25 医：嗯::。因为它是一个虚症，那么它就消得比较慢。

27 患：噢，噢。

28 医：嗯。

29 患：我本来上周五就来，最后没挂上号。

30 医：噢，嗯，你今天来得早，今天两点半左右我就把号停了。

34 患：就是两点半以前我就来挂号了。

35 医：嗯::，对。

36 患：我一看这么多人。((笑))

（2）

一般这几点开始挂号?

37 医：十二点半就开始挂号了。

38 患：十二点半，十二点半这就有人上班呢↑?

39 医：不上班，但是先把号挂了。

40 患：先挂号↑，噢，是这样的，我还说2点过来呢，我一看=

41 医：=嗯，（复黄丹参叠丸）你在外面买上两瓶就行了。

43 患：嗯。

44 医：每天晚上睡觉前吃十粒。

45 患：噢，晚::饭，晚上睡觉前吃。

46 医：嗯。

47 患：平时不吃↑?

48 医：噢，平常不吃。

49 患：你给我写上。

50 医：我给你写上噢::，这个外面能买得到吗↑?

（2）

我就给你开上吧。

51 患：嗯，嗯。

52 医：然后呢::，我再让你把这个药继续吃上，知道了吧↑?

53 患：你只开那个（复黄丹参叠丸）就可以了。那个药=

54 医：=那你就把（单枝逍遥胶囊）和（复黄丹参叠丸）给她开上。((对记病历的医
生说))

（四）

01 医：***。

02 患：我身上去年都开始长了疙瘩。

03 医：哪个位置?

04 患：现在这些地方。

（4）

05 患：这块，还有这块。

（4）

06 患：还有[上边]

07 医：[这块]也是吗?

08 患：这块是上个月挠的，这里也是。

（4）

09 医：还有哪里呢？

10 患：还有背上，它一会儿又发一块，<u>像这些都是</u>

（3）

11 医：这个姑娘，我问你这个位置长不长啊↑？

12 患：这个位置不长，就是这边最近好像::也有了。还有头发，<u>掉头发</u>。

13 医：还掉头发啊↑？

14 患：头都已经挠烂了，头上我也有皮炎。

15 医：生孩子多久了？

16 患：娃儿7岁多了。

17 医：掉头发是最近的↑？ =

19 患：=嗯，最近三个月，春节过后。

19 医：平常有没有经常没有力气啊↑？人好像疲沓沓的啊↑？吃饭没有胃口啊↑？
或者是容易出汗，心跳得很快啊↑？老是肚子饿↑？

（2）

19 医：有这些情况没有啊↑？

20 患：这些都没有。

21 医：做过什么化验没有啊↑？查过甲状腺功能啊↑，这些情况查过没有啊？ ↑

22 患：没有。

23 医：那你今天早晨吃饭没有啊↑？

24 患：吃了::吃了点。

25 医：吃了哈，你愿意做个化验吗↑？我们还是建议把甲状腺功能查一下，那个不
受吃饭的影响。

（3）

26 医：嗯，我们查个血常规，查个尿常规，查个甲功六项啊↑。

（1.5）

26 医：月经情况都好吗↑？

27 患：月经都正常的，就是量有些少。

28 医：都正常的::

29 患：这个头发它有些...

30 医：有些...哈。

31 患者　她那个头发落了些后，长了一些起来，长了一些后，她用手一挠又把头发
家属：挠掉了。

32 医：哦::（开化验单）

（10）

33 医：你平常，原来穿什么牛仔裤啊↑？那个牛仔裤肚脐，牛仔裤不是有个金属扣
吗↑？挨着皮肤的地方，经不经常过敏↑？

34 患：没有。

35 医：<u>没有</u>，是吧↑？

36 患：但是这个...没有长一样，很久了，我都不晓得是头发落了的…，还是新长的。

37 医：嗯，月经都正常哈？

38 患：天数是正常，一般都正常。

39 医：啊↑？

40 患：最多一两天，就是量有点少。

41 医：呃，量有点少。

（2）

42 医：做什么工作呢，现在？

43 患：现在...

44 医：接触到什么东西了？你的工作性质？

45 患：电脑。

46 医：<u>电脑</u>，其他没有什么哈↑？

47 患：这一年多都是接触的电脑。

48 医：哦，好好好↑。我开了两种外用药，就是擦身上痒的那种一块块，包括头上，这些地方都可以擦。然后这个掉头发的情况，我暂时没有给你开药，先把化验做了哈。

49 患者　老师，检查就是这层楼吗↑？
　　家属：

50 医：嗯，旁边就可以缴费，到5楼抽血，5楼查小便哈。

51 患：嗯::吃了早饭的。

52 医：没有关系的。

53 患者　查完了还拿到你这里来↑？
　　家属：

54 医：检查完了，如果今天能拿到单子就拿起来，如果明天拿的话，我明天上午在这儿，后天上午也在这。

55 患者　我们都不挂号了，就直接拿过来↑？
　　家属：

56 医：明天上午就不挂号了，后天来就要<u>挂号</u>哈。

57 患：哦，好的。

后　记

　　本书从撰稿到付梓历经了四年多的时光，这四年，或喜悦或低落或迷惘，唯有静心读书，平衡身心，方能不以物喜，不以己悲！这四年的努力前行，伴随着老师、朋友和亲人太多的关爱和鼓励，心存感恩，不忘初心！

　　首先要感谢我的博士、硕士导师杨炳钧教授。杨老师知识渊博、治学严谨，诲人不倦又平易近人。杨老师多年的悉心指导，师恩如山，难以言表，在此谨向敬爱的杨老师致以诚挚的谢意和崇高的敬意。

　　西南大学是培育我的摇篮，我在这里度过了从本科到博士的十年学习时光，这十年是我人生中最宝贵、最难忘的十年。在这里我不仅收获了知识，也懂得了为人师表。在此，特别感谢外语学院给予我帮助的所有老师，尤其要感谢陈治安教授、李力教授、文旭教授、刘家荣教授、覃朝宪教授、贾志高教授、刘承宇教授、杜世洪教授、罗益民教授、李长泰教授和林德强教授，感谢你们对我的悉心指导和无私关怀。此外，我要感谢杨门的师兄弟和师妹们，感谢你们的关心和帮助，同门之情永存。

　　陆军军医大学（原第三军医大学）是滋养我成长的沃土，本书能顺利完成，离不开学校领导和同事对我的支持和鼓励。特别感谢我的博士后导师也是本书的作者之一，心理学院院长冯正直教授。他不但学识渊博而且高瞻远瞩，为我开启了一扇新的知识之窗。在冯老师的指导下，本书打破了语言学单一学科的界限，结合心理学的视角去思考，使本书更具理论价值和社会实践意义。

　　最后，我要感谢我的家人和朋友。感谢我最敬爱的父母，给予我最无私的爱；感谢我的先生张胜和我可爱的儿子罗罗，给予我最温暖的爱；感谢我身边的朋友，给予我最包容的爱。即使阅读苦涩，即使行走艰辛，正是你们的爱让我执着坚持，从容前行。

罗　茜

2018 年 1 月